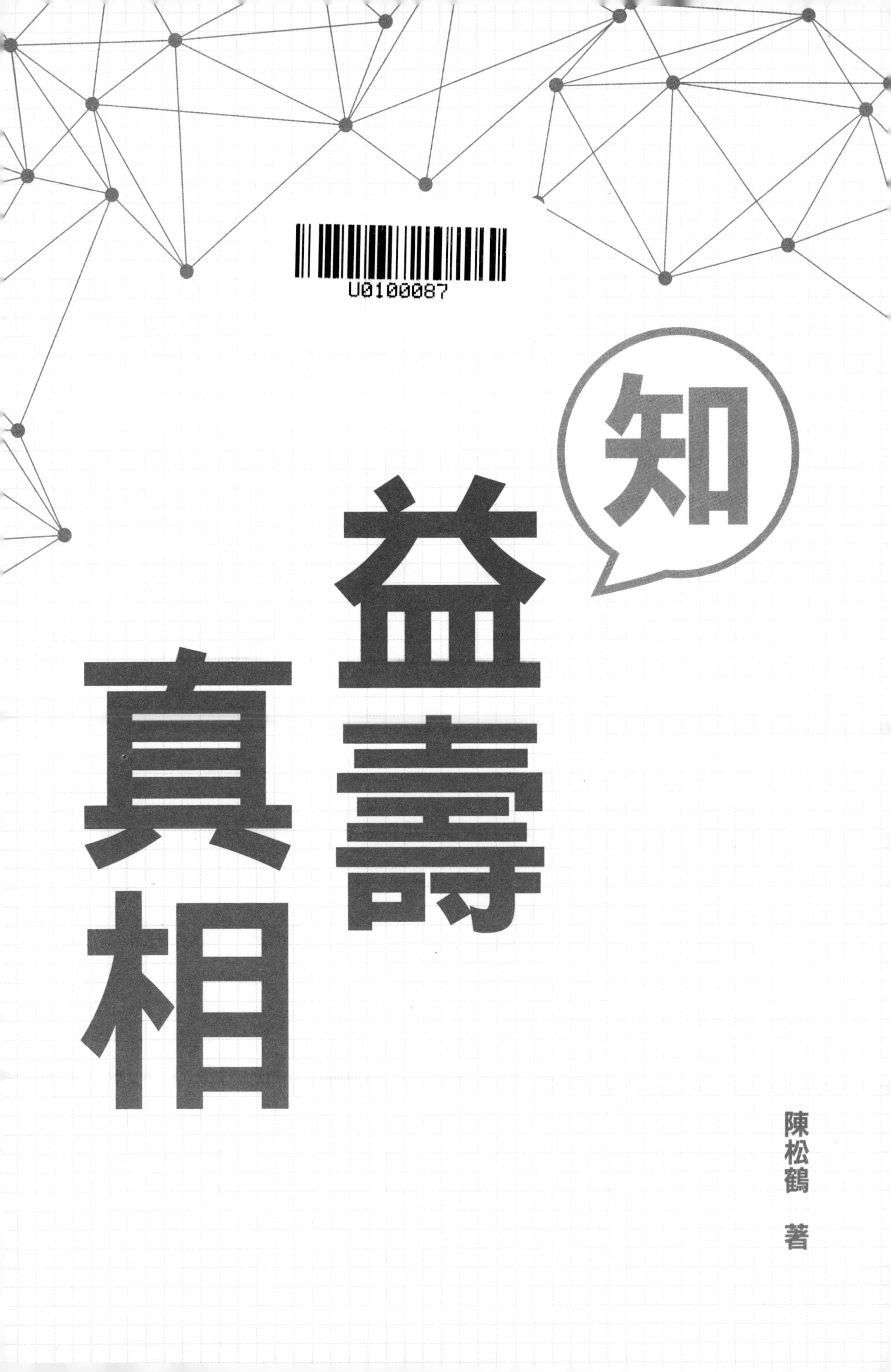
U0100087
知
益壽
真相
陳松鶴 著

「真健康百課系列」全書簡要

大眾面對養生益壽，遇到生病看病，聽聞靈和靈魂，好像走入迷宮暗室。

本書從生命的高度，在大眾的位置，用有趣的內容，分為多冊解讀人體、益壽和看病等真相。進而由多個視角探討生命的真諦和真正的健康。

作為一位臨床醫學博士，著者在美國、中國和香港有從事一線醫學工作50年的資歷、學識和見聞。

本書與大眾分享如何善用一己之力惜護生命，包括平時養護生命，以及病時保護生命。期待讀者在提升有用的醫學知識和有效的抗病能力後，能夠理智應對各疾病，成功維護自身真健康。

《知益壽真相》本冊簡要

人均預期壽命年年上升，世衛組織已把老年定義延後到75歲。益壽不單為延長壽命，更重在優化生命。懂得順天和自衛的道理，把養生落實到悟靈、修心、養身，進而延長生命的長度，拓寬生命的寬度和提升生命的高度。

本冊與讀者分享益壽諸多秘笈，如順依方位、風水、季節等因天之序，如調控智力、情緒、體力三座生物分鐘，如放鬆生命之歌的琴弦，如防範人體最弱的命脈，如避免超期器官的濫用，如警惕邪中之邪的高危因素，如助升體內五位元神，如尋覓靈這位夢中情人，如超越自我成為自由的「仙」……

大道至簡，益壽以少變應萬變。簡單化應是當今養生虛熱一帖清醒藥。

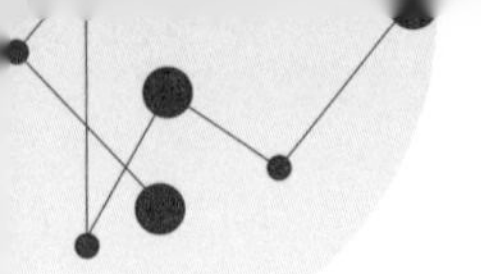

香港保健協會（The Hong Kong Association for Health Care）

香港保健協會於 1989 年由周文軒太平紳士創立，並經香港特別行政區政府註冊為非牟利機構。現任會長兼董事會主席為周忠繼太平紳士。董事為周薇青女士等。

香港保健協會面向香港和內地，從事醫學健康方面的公益事業，普及醫學保健知識，服務於大眾、病患和長者，推動香港與內地之間的醫學和健康的交流。

香港保健協會網站（http://www.healthcarehk.org）從 2011 年起，由香港保健協會在香港主辦。雜誌紙質版停辦之後，網站在形式和內容上做了更新、改進和擴容。協會與內地和香港部分知名醫學科普雜誌及醫學院、醫院合作，特邀臨床各科醫生及專家、名家（包括部分中國科學院院士和中國工程院院士）執筆撰稿。開闢《專家説病》、《醫學進展》、《醫護信箱》、《中草樂園》、《防病益壽》、《醫院檢索》、《協會記事》等多個專欄。

香港保健協會和網站以醫學、服務和聯絡為工作重點。

醫學：以醫學新思路、診斷新技術、治療新方法為主線，提供原汁原味又通俗易懂的醫學健康資訊，旨在提升大眾的醫療知識和健康素養，增強識病、懂病、看病的能力。

服務：以公益為目標，推動慈善、助貧、義診、諮詢、講課等活動，以有限的人力和資金，為廣大民眾和會員服務。

聯絡：推進香港與內地之間的在醫療上的互動和交流，介紹和推廣健康和醫療的新方法、新技術。逐步建立醫生和醫院的聯絡。

香港保健協會位於香港九龍尖沙咀加連威老道 2-6 號 12 樓，電話：23683022

目錄

序一

陳松鶴教授是我熟識的原上海醫科大學老一輩的臨床醫學家，長期在國內外從事醫療工作。他以自己豐富的閱歷和全新的健康理念，融合了多方面的醫學基礎知識和多方位的醫療實用方法，撰寫了「真健康百課系列」，分幾冊出版。在解讀人體組成、保健益壽、生病看病等真相的過程中，他使讀者大眾對於惜命、養命、保命的認識煥然一新，更上一層。

健康是生命的依託和保證，健康是人類最寶貴的財富。提升健康素養和提倡自我維護是增進國民健康的有效途徑，也是我國健康戰略的重要任務。看病過程其實是醫者與患者之間實現的溝通、互動和心力的融合。這一切取決於醫、患之間在知識上的接軌和交往中的理解。醫、患雙方都相向而行，解決看病難和醫患矛盾便增加了重要的推力。

作為一名長時期在國內外行醫並經驗豐富的醫生，陳松鶴教授以科普形式向大眾和病人傳授基本醫學知識，提升大眾的健康素養及懂病、抗病、看病的能力，很有意義和價值，應當讚許和弘揚。

我向讀者推薦「真健康百課系列」各冊，書中為廣大讀者管理健康、看病就醫指點了方向，謀劃了攻略和提供了方法。相信廣大讀者能夠在惜命、養命、保命中，通過日常學習，適時解決養生和看病中諸多麻煩，在生命大道上活出精彩！

上海中醫藥大學校長
上海市中醫藥研究院院長
上海醫學會會長
徐建光

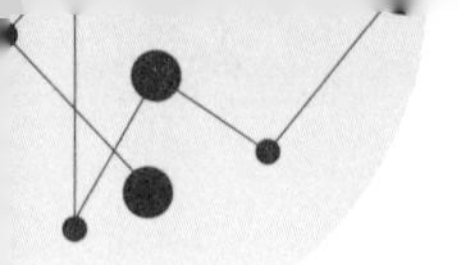

序二

陳松鶴教授曾經是我院大內科、血液實驗室、生物治療研究室的負責人。半個世紀以來，在中國、美國從事醫療臨床和研究工作，身體力行，博學多識，救治了無數病人。近年來他又投入醫學知識的大眾傳播及公益事業，致力於通過科學普及，讓醫學歸於大眾，讓醫學知識成為自我保健、促進健康、提升抗病能力的良方。

真健康百課系列一書以人體真相、益壽真相和看病真相分別作為主題，從身體到心靈，從健康到疾病，從養生到益壽，從懂病到看病，涉及到基礎和臨床許許多多醫學學科。作者從大眾的需求出發，融入自己豐富的臨床經驗、多方位的醫學知識和全新的健康視角，又予以通俗化及趣味化，使醫生的教科書變成大眾易讀易學的健康和醫學科普讀物。有利於提升讀者惜護生命、養護生命、保護生命的能力。

本書介紹的健康、養生、醫療的基本知識，提出的看法、思路和見解，容易讀懂但內涵深刻，對病者有功效，對醫者同樣有啟示。醫生也應當盡心盡力成為大眾和病人在抗病中的戰友，也應當明白醫生和患者在知識上的接軌，在心靈間的溝通，在看病中的合力，至關重要，意義深遠。

陳松鶴老師是我的醫學前輩，早聞他治學嚴謹，兢兢業業，待病人如親人，善於使用深入淺出的醫學知識與病人溝通、交流，是我和年輕醫生的楷模，從他所作的書中就閃現出上述影子。可以相信，不管是健康的民眾，還是病人或其家人，以及年輕醫生，閱讀此書，一定能從中收獲頗豐。

復旦大學附屬中山醫院院長
中國科學院院士

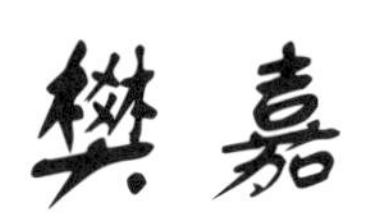

序三

陳松鶴醫生是一位學習、工作於上海、美國和香港的醫學專家，從事臨床醫療、醫學研究和醫學傳播有長達 50 年的經歷。他為廣大讀者奉獻上以「真健康」為主題的這套醫學常識著作，是以醫生的身份，立足於大眾的認知視角，將醫學知識予以通俗化、大眾化，深入淺出地為廣大讀者解讀人體、益壽、看病的真相。

《黃帝內經》提出「上醫治未病，中醫治欲病，下醫治已病」。陳醫生憑藉自己豐富的臨床經驗，多方位的醫學知識和全新的健康觀念，幫助讀者提高對於惜護生命、養護生命、保護生命的認識，以及提升懂病、抗病、看病的能力。一位長期「治已病」的醫生，又擔負起「治未病」和「治欲病」的責任，使我們既看到「上醫」注重通過預防疾病來維護人民健康的重要性；也深感當今老一輩醫生身負的使命和仁心的可貴。

本書著眼於提升廣大民眾自我維護健康和自覺防控疾病的能力，立足於讓廣大讀者認識人體和疾病，理解醫療和醫生。要提高醫療品質，要解決目前看病中的難題，用科普的形式增強讀者對醫學基本知識的瞭解，提升人民健康素養，包括看病、抗病能力，無疑是其中重要的一環，十分必要。

本書介紹的醫學基本知識，提出的看法和思路，易讀易懂且內涵深刻，對大眾和病者十分有益，特向大家推薦。希望本書能為廣大讀者自我維護健康，及時找到疾病中的疑團，有信心向著健康長壽邁進。

香港註冊中醫學會永遠會長
《香港中醫雜誌》主編
陳抗生

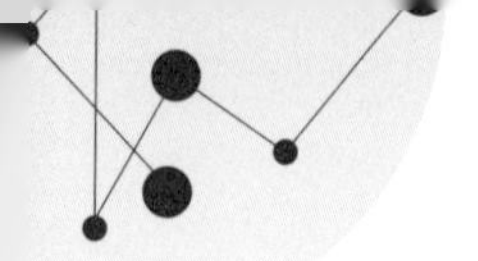

序四

認識陳醫生，並與他共事很多年了。他在美國和內地從事醫療已有數十年。他學識廣博，又熱中於公益，長期為香港保健協會、香港保健雜誌和醫學網站費心出力。陳醫生經常為病人、為民眾、為公司的工作人員講授有關健康、人體、醫療等多方面的常識，為大家進行義務醫療諮詢，熱情地把他醫學經驗和學識，與大眾分享。

陳醫生把長期的講課內容和豐富的醫療經驗進行歸類整理，閱讀并收集了不少資料，再加上他對生命和人生的深入探索及理解，寫作了「真健康百課系列」一書，分多冊出版，有人體真相、益壽真相、看病真相等主旨。

書中各課都有深刻的醫學道理或人生感悟，能讓我們受到啟發。更重要的是，書中每一課還能學到不少有用的健康和醫療知識，深入而淺出，其中提供的那些思路、方法和攻略對於保健、養生、看病都有應用價值和實際成效。

在如今，健康、養生、疾病等有關資訊大量氾濫，但是其中很多說法卻自相矛盾，讓人難分真假而迷惑。因而，十分需要閱讀醫學專家用第一手科學知識和臨床經驗寫的書。為此，我推薦本書給廣大讀者大眾。

由於本書的寫作，陳醫生眼睛發病。經眼睛手術後，他繼續寫作不息，為本書付出心力。我欽佩他的學識經驗，更感謝他的奉獻精神。

下面用陳醫生自己的話作為本序的結尾：「與大眾和病人一起分享醫學基本知識和醫療實用經驗，長期來成為我的願望和責任。」

香港保健協會董事

周薇青

全書前言

惜命　養命　保命
——做自己的首席健康執行官

人生追求的最大價值何在？——名校的學歷、偉大的事業、無上的權力、顯赫的家族、崇高的名譽、滿溢的錢財？乃至金榜題名、金屋藏嬌、三代同堂……？其實這一些只是生命大廈中幾個房間。一旦大廈倒下，房間安在？筆者在美國紐約醫院工作時，曾親見世貿雙樓轟然倒塌，數千性命傾刻殤折。咫尺天涯，深切感悟：生命何其寶貴！

怎樣才算有錢？——十萬？百萬？一個億？不同階層報出不同的金額。有一個回答讓人啞口無言：只有當你享有健康之時，可以幸福、快樂地用錢，這樣才算真有錢！

健康是人最主要的財富，沒有健康就沒有一切。人生和命運經歷風雨，忽猛忽悠，健康是一把擋風遮雨的庇護傘，大傘下面好精彩，有安全。健康是生命的依託和保證。什麼是真正的健康？怎樣維護真健康？是人生頭號大事。

本書真健康百課系列，分為多冊。先以人體真相、益壽真相和看病真相作為三個主題，解讀健康、養生和抗病的真相；同時由惜護生命、養護生命和保護生命三個視角，試釋生命的真諦。

惜命，惜護生命。從瞭解人體開始，知道奇妙的人體是維護健康的真實依託，知道生命是身、心、靈融合而成的共同體，知道真健康是包括身體、心境、靈性在內的生命健康。作主健康的關鍵在於提升身上的正能量——健商、醫商或健康素養。分清生命自然週期中各個時期一些獨特的健康問題，瞭解人從哪裡來，又到哪裡去，懂得維護真健康遍及生命全過程。惜命，就是愛惜自己。

養命，養護生命。人經歷生老病死，或者從健康、亞健康，到小病、重病。所謂養，即平時的保健和養生。在還沒有生病之時，即漫長的平時，就從身心靈多方位好好養護生命。養命，就是把長長的平時生活改善得更健康一些，更簡單一點。

保命，保護生命。一旦發生疾病，不單單是醫生的責任。你自己也必須全身心投入生命保衛戰，成為醫生的戰友，讓疾病在掌控之中。懂病、辨病、查病、抗病，那些醫學基本知識便是自我保命的法和術，一樣不能少。這樣，看病過程才會一路綠燈，一路順暢。保命，就是提升自己抗病和看病的本領。

對於身心靈三位一體的生命，惜，即惜護、拓實生命大道的地基；養和保，即養護、保護生命大道上平時和病時這兩大段路面。知曉三個真相，惜一養一保步步到位，生命在這樣的康莊大道上穩步前行，人生才能活出精彩和恢宏！

斗轉星移，筆者已經從醫半個世紀。早在初穿白大衣起，我開始在門診和病房經常向病人及其家人解説疾病的來龍去脈和診療的輕重利弊。在以教授身份為醫學生上大課之前，我已經為病人上過不少「小課」。驚喜發現，病人及其家人多麼渴望獲取醫學資訊，而且這樣的知識交流在很大程度上推動了醫療進程，收效不菲。從而懂得：醫生醫病不單單只依靠醫術。於是，講課、寫文、交流，與大眾和病人一起分享醫學基本知識和醫療實用經驗，長期來成為我的願望和責任。

現在終於可以把「真健康百課系列」作為禮物，送給廣大讀者，以及有病或看病的朋友。熱切期待你們在維護健康、益壽養生和看病抗病時可讀易懂，有效有用。

哪一天如果發現，你自己在平時和病時各個時段中，已經能夠從容經營自己的真健康，理智面對身心靈出現的問題，或基本懂得如何排解看病中的麻煩，你才相信：做自己的首席健康執行官，其實並不難。

你的生命你經營，你的健康你做主。——這便是一位醫生懸懸而望的心願。

本冊導言

生命需養護　養生要識道

延年益壽是本冊的話題。古往今來，人類壽命到底能有多長？

人類進化經歷幾十萬、上百萬年漫長歲月，到了十七、十八世紀有了三、四十歲的平均壽命和與之匹配的身體結構。最近一、二百年外部世界的快速進步，才使得我們的壽命大增。不過，百多年時間中人體內器官的些微進化，顯然趕不上人體壽命在同時期內大幅增長。可以説，現在的器官和系統，其實只是為當年 30 ～ 40 歲壽命而量身定做的。更不要説，往後的歲月在所謂「城市現代病」的侵襲下，人體各器官的有效使用期還可能下跌呢。

人工臟器、人工智能的探索提示很多假想及願景。不過當前實實在在、自盡自力、可做可行的事情還是：養護。

開車人都知道，自己的愛車有固定使用時限。但是如果平時精心養護，不讓它受損，那麼不僅可以延長使用期，而且車輛運行還很不錯。如何益壽的真相是：養命，養護生命。養生之道包括天、人、靈、心、身五個方面，將在本冊分述。

生命需要不斷養護，目標在於：保持健康，推遲疾病，延緩老化，增長壽命，優化生命。這樣做，現代醫學稱為預防醫學，祖國醫學定義「治未病」，百姓大眾叫做養生。

漫漫人生中沒有生病的時間一般佔據極大部分。雖然自覺健康，難道真的就健康嗎？雖然看似「未病」，難道真的就沒問題嗎？養護生命涵蓋的人生時段，主要在沒有生病或沒有發現生病的平時。

本冊與大家分享的養生之道，首先是天道，順依天道。依從老天為生命設定的規矩和規律行事，撥準生物鐘，讓有使用期限的器官休生養息，調減生命活動的節奏。繫於天的命，是大宇宙中的小宇宙。順其自然，我順天則天佑我。大道至簡，順天益壽説簡單也簡單：常常對錶，多多養護，悠悠活著。

當然還要有所作為，用好人道，即自衛之道。生命總會面臨各種危險，同時也有與生俱來的自我防衛能力，包括三條主要防線：第一條看門和護要，守住出入城門和嚴防城牆薄弱之處；第二條祛邪和扶正，海關抵禦外害和提升自己國力；第三條安檢、特檢和複檢，對常人做安全檢查，對特殊人群做特別檢查，對可疑之處再作重複檢查。自衛益壽也就是，不讓外患通過各扇門戶入侵人體，護衛人體各命脈，遠離各種各樣的外部危險因素，助升自身的生命力，做常規體檢、篩選和待查。

益壽和養生悠悠萬事，唯道為要。本冊重於道，即「漁」，而非「魚」。天道和人道是益壽的秘訣和養護的舵盤。置生命養護於自然規律和自力自衛之下，生命的大船才能順水行舟，乘風破浪。

與此同時，養護生命健康廣及靈、心、身三方面的道：悟靈，純化自己的本性；修心，梳理正向的情緒；養身，調適日常的生活。這裡説的養身比上述的養生窄義，僅指身體的養護。

悟靈，好比用望遠鏡看健康，在人生觀、宇宙觀、價值觀的層次登高望遠，有所感悟，為生命提升高度，為人生撥正航向。冥冥的無常世界中怎樣走出人生的陽光之道？哪裡可以找到幸福和快樂？為什麼要把握此時此地此事此人？……

修心，是從心理、心態、心境上正本清源，為養護生命和提升健康的重要一環，讓正向的能量充溢情緒。調適好心境的路線圖，懂得一把鑰匙開一把鎖，重視家庭為重要的心理港灣，不斷修心，人老心可以不老。

養身，説到底選擇過什麼樣的生活。走出養身誤區，平和地改善自己的部分生活。養護身體沒有必要搞得太玄乎，太複雜，更不該搞亂生活，施壓身體。只是把自己的生活改善和理順，養得健康而簡單一點就可以了。

讀完本冊，明白真相，知曉秘笈，識得其道：沿著順天和自衛的方向，把養護生命落實到靈、心、身。益壽養生將引領你往真健康的高度又跨上一大步。

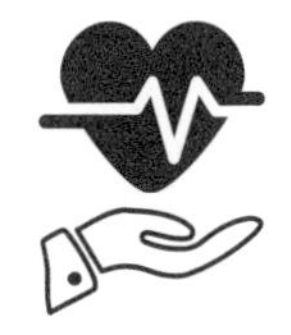

Part 1

順天之道：
遵循自然的法則

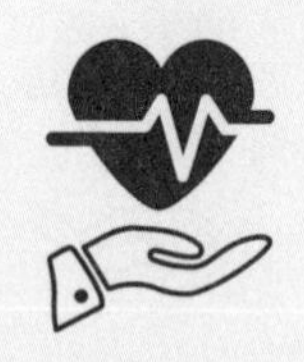

主要內容

益壽養生必須遵循自然規律。從道法自然，順天而行，老祖宗留給我們一整套益壽養生的方向、思維、路徑和任務。

依從天律，首要的是天人相應，順其自然。通過方位之序、環境風水、春夏秋冬、時間時辰等因天之序，益壽便落到實處。

為什麼日常作息和生理活動能夠按部就班，有條不紊？原來體內有個生物鐘，使得人體適應週期性的環境變化。善用自身生物鐘，對於益壽養生至關重要。

人類壽命的增長與體內各器官老化進程的提早，更要求我們善用器官。人體好像一架複合的機器，由系統和器官一件件零件組成。多多養護，延長使用限期，避免後天損傷，是益壽養生的基本任務。

現代快節奏生活正扭曲我們的生命，慢生活運動應運而生。生命是一根有使用期的琴弦。弦近老舊，理應放鬆，小夜曲的優美動聽有時甚於進行曲的雄壯高昂。生活中懂得節奏和旋律的調降，學會悠悠活著，慢慢變老，也是益壽養生的要旨。

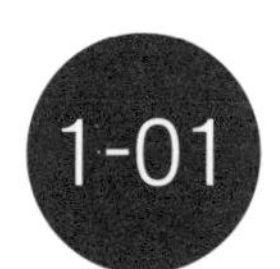

1-01 依依天律——天佑我益壽

☆ 益壽養生必須依從自然規律。從道法自然，順天而行的道理出發，老祖宗留下一整套益壽養生的方向、思維、路徑和任務。首要的是天人相應，順其自然。陰陽五行學説是辯證法和唯物論的益壽思維，又是古人生活實踐的經驗總結。做到形神合一、身心靈一命及精氣神和諧，益壽之路砥礪前行。通過方位之序、環境風水、春夏秋冬、時間時辰等因天之序，益壽便落到實處。

1. 恐龍啟示：逆天而滅

很長時期佔據了整個地球的恐龍，在距今約 6500 萬年前卻無法逃脱種族滅絕的命運。有的科學家認為恐龍長期吃了有毒的花草；有的科學家認為小行星撞擊後引起惡劣的自然環境……。恐龍的滅絕可能有雙向的原因：

1）大自然環境發生了大變化，不適合恐龍生存，無論個體再強大，也難以抵抗環境的劇烈變化；

2）恐龍自身的發展影響了自然環境，恐龍體重龐大，數量驚人，其生存、覓食和活動，足以對地球運轉和生態環境構成很大影響。

自然環境與恐龍的生活越來越不能契合，最終導致恐龍滅絕，給予我們人類十分重要的三條啟示：

其一，地球的生物包括人類，迄今無法違背大自然的意志，人再偉大，仍大不過老天，人無法勝天，必須順天而行；

其二，人類生存的環境正面臨著人類自己破壞自然而帶來的嚴重威脅，如果不加以制止和保護，人類最終的下場是：自作孽不可活；

其三，人類作為新生代高級物種具有高智慧，從天人合一的思路，到改變生活方式的努力以及全球化保護環境的智慧，人類越來越懂得順天得佑逆天而滅。

2. 道法自然：益壽總綱

老子在《道德經》説：「人法地，地法天，天法道，道法自然。」

意思是：人要依照大地的法則來生存，大地要依照上天的法則來運行，上天也要遵從道的法則來運行，而道必須遵循自然法則。

自然法則就是宇宙間萬物存在和運動的基本法則，無處不在、無遠不至，穿行於古往今來，不以人的意志為轉移。所有生命體和非生命體，包括江河湖泊、日月山川都遵循一定的自然規律而存在及變化。可以説，自然力量擁有主宰一切的選擇權。毫無疑問，人必須遵循自然規律，包括益壽養生。

在深深理解順天而行的道理後，我們的老祖宗在漫長的歲月中發現了一系列的天律，即自然法則。以古代的觀察手段和技術水準來認識那些自然規律，實屬不易。直到現在，它們對於益壽養生仍然有實用性的指導意義。

3. 天人相應：益壽方向

《黃帝內經》指出了天與人之間在形態結構上相應：「天圓地方，人頭圓足方以應之。天有日月，人有兩目。地有九州，人有九竅。天有風雨，人有喜怒。天有雷電，人有音聲。天有四時，人有四肢……」。

天人合一的思想最早出於老子和莊子，後來漢儒董仲舒明確提出：「天人之際，合而為一。」由此構建了中華傳統文化的主體之一。

天就是自然的代表，宇宙自然是大天地，人是一個小天地。天人合一也指天人相應，或天人相通，即人與自然在本質上是相通的，故一切人和事均應順乎自然規律，達到人與自然之間和諧。

對於天人合一還有下列不同認識：1）天可以與人發生感應關係；2）天賦予人以吉凶禍福；3）天是人們敬畏、事奉的對象；4）天主宰人和人的命運；5）天是賦予人仁義禮智本性的存在。

人生最珍惜的是生命，生命最寶貴的是健康，健康最重要的是維護，維護健康最關鍵的是益壽養生，益壽養生最為首要的是順其自然。人不能益壽養護，不能盡享天年，根本原因是做不到或做不好天人合一，天人相應。

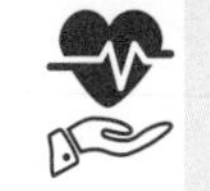

4. 陰陽五行：益壽思維

陰和陽，既可以表示相互對立的事物，又可表示一個事物內部存在的相互對立的兩個方面。一般來說，凡運動的、外向的、上升的、溫熱的、明亮的，都屬陽；相對靜止的、內守的、下降的、寒冷的、晦暗的，都屬陰。

任何事物均可以陰陽的屬性來劃分，但必須針對相互關聯的一對事物，或是一個事物的兩個方面。事物的陰陽是相對的，一方面表現為在一定的條件下，陰和陽之間可以發生相互轉化；另一方面，體現於事物的無限可分性。

在中醫學和養生思維中，陰陽學説被用以説明人體的組織結構、生理功能及病理變化，並用於指導健康的維護和疾病的診療。

比如，生命現象的主要矛盾用陰陽來表述：生命物質為陰（精），生命機能為陽（氣）。其轉化過程是生命形體的氣化運動，即陰陽的對立統一。如果取得統一，維持動態平衡，即所謂「陰平陽秘」，生命活動得以正常進行。如果陰陽間動態平衡被破，超過了生理限度，便將出現陰陽失調，發生疾病。

疾病過程中，同樣存在陰陽消長：一方太過，必導致另一方不及；反之一方不及，也必導致另一方太過。陰陽偏盛，屬於陰陽某一方長得太過的病變，而陰陽偏衰，屬於陰陽某一方消得太過的病變。

認識自然，觀察世界，陰陽為靈魂，説的是對立統一的辯證法。五行則是一種唯物論的思維，把木火土金水及其相生相剋，作為世間萬物的功能屬性，以及自然循環的運動模式。五行是古人在生活實踐中的經驗總結，也成為後人養生理念的靈魂。

5. 形神合一：益壽路徑

形神合一指人的形體和精神的相互統一。從本源上神生於形，依附於形；但從作用上神又主宰著形。兩者的統一是生命存在的基本特徵，他們的對立統一便形成了生命。

在《知人體真相》Part 1 中敘述身、心、靈三位一命。形即身，神包括了心和靈。在益壽養生的養命過程中，不僅僅要維護養護身體的健康，還要重視心緒的健康和靈性的健康。生命三要素在合一的基礎上互動、互助，是益壽的路徑。

精氣神學說是中醫學的核心理念。精為維持人體生命的基本物質，具有生長發育、滋養、生殖等多種功能。神是人的精神、知覺、運動等一切生命活動的主宰者。精和神為二極，而氣溝通兩者。精可化氣，氣可化精，精氣養神，神則統馭精與氣。只有當三者和諧穩定時，人才能保持健康。

6. 因天之序：益壽任務

懂得大自然周而復始的規律，順其自然落實到因天之序，合道而行：在方位上在意東南西北，在環境上考慮居家風水，在季節上注重春夏秋冬，在時間上服從節氣時辰。

① 方位之序：東南西北

我們祖先把五臟當作人體重要的功能區域，以如下方位排序：脾居中央，脾上方北方是腎，東方為肝，南方為心，西方為肺，北方為腎。

所謂一方水土養一方人，這是人類適應地域、適應自然生存的表現。養生也與地域大有關係。《黃帝內經・素問・五常政大論》指出：「東南方，陽也。陽者，其精降於下，陽精所降其人夭。西北方，陰也。陰者，其精奉於上，陰精所奉其人壽。」意即東南方人短命，西北方人長壽。其明確指出，地域不同，導致人們壽命長短各不同。

人們所居地域不同而導致體質差異，以及氣候、地理條件、物產之特殊與相關疾病的關係，已有認識，並提出了不同的養生措施。

比如南方人脾胃虛弱，對生冷飲食的耐受性差，不能如北方人那樣隨意。

比如我國處北半球，居室坐北朝南為宜，可望冬暖夏涼。

比如房屋南（前）高北（後）低，不利通風和光照，久而久之，會潮濕長霉，導致發病，應當避免。

② 環境之序：居家風水

養生不僅調理生命的內在環境，還要改善生命的外部環境，使人的內在的生命能量與外在的自然能量和諧共存。門窗、廚衛、通風、採光、磁場、氣場、植物……，優化和改善環境之序是居家風水的任務。以人為核心，使

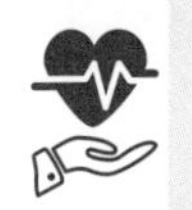

得人與環境二者相融、相宜、相合，做到天人相應，也是達成益壽的重要一環。

比如整棟房子大門正對直沖而來的大路不好。車輛越多則禍患越多，污染越重。令人感覺心理壓抑，飽受外環境污染，缺少安全感。

比如住所大門是家人進出重要的必經之路，不宜過於低矮、破舊，也不可正對著屋角等「煞氣」。

比如臥房門正對大門是禁忌。空氣從大門進來直沖，風速太大對身體不利。能避則避，不能避就化解，例如擺設屏風來作遮掩。

比如藏污納垢的廁所不能在室內主要位置，最好放到一個偏位，有窗更好。

比如廁門不能正對大門、臥室門和廚房門。

比如住宅內部不要有太多尖角、環形、斜邊、多邊形，以免失去和諧統一，造成家人精神壓力。

③ 季節之序：春夏秋冬

益壽養生必須與自然節律保持一致，講究「春生、夏長、秋收、冬藏」的季節之序。

春天陽氣生發，但地下仍有濕氣。應當養陽，夜臥早起，戶外踏青，動則生陽，避免「春眠不知曉」。但是也要「春防風，有防寒」。春與肝相應，必須注意養肝，飲食宜清淡，不主張大補。

夏日要抗衡暑邪，重在補液又補氣。合理使用空調，減少室內外溫度差。初夏時有機會可以微微出汗，有利於秋冬沉積而來的寒、濕、毒隨汗排出。心的陽氣在夏季最旺，必須注意養心，調節精神，穩定情緒，不要熬夜或過度運動。

秋季陽氣漸收，陰氣生長。「秋凍」要適度，老人和病人還是要隨溫降而添衣。注意潤肺，秋天乾燥，要滋陰補水，宜多吃蔬菜、水果，如黃瓜、生梨等，飲食要清淡。秋風秋雨使人心緒憂愁，要調適心情，參加活動，旅遊賞景，化解秋愁。

冬天適當減少戶外活動，注意保暖，降低消耗，但仍應堅持健身和娛樂。適當延長睡眠，但不應睡懶覺。睡前散步和洗腳有益養生。冬季是進補的大好時機，養腎至關重要，可以適當吃些動物性食品和豆類。

④ 時間之序：十二時辰

中醫順時養生法的依據便是人體內的按十二時辰運轉的生物鐘。詳細內容請讀下一課《1-02 常常對錶：撥準生物鐘》。

常常對錶——撥準生物鐘

☆ 為什麼日常作息和生理活動能夠按部就班，有條不紊？原來體內有個生物鐘。它使得人體適應週期性的環境變化，也是天人相應和因天之序的明證。人體還存有三座生物分鐘，管控智力、情緒、體力升降的節奏。分析三節奏在低潮和高潮時重合或互差，有實用價值。常常對錶，撥準自身生物鐘。依據 24 小時和十二時辰的生理節奏順勢而為，益壽養生就能事半功倍。

1. 生物時鐘：按部就班做事

生物鐘（body clock）指生物的行為按一定週期和規律運行。它像生物體內一座無形的時鐘，調控著生命活動的內在節律性，也是生物有機體對於外部環境變化作出的預測和適應。健康人體的活動大多呈現 24 小時晝夜的生理節律，這與地球有規律自轉所形成的 24 小時週期相適應，表明體內生理節律受到外環境週期性變化的影響。

生物鐘控制和調節晝夜作息、睡眠模式、飲食行為、激素釋放、氧耗量、血壓。體溫、細胞代謝……，生理機制的眾多複雜過程都有生物鐘的影響。它讓我們在正確的時間做正確的事情。

生物鐘的存在有極重要的生物學意義，使人體與週期性的環境變化相適應，特別對於一些與生存和繁殖關係重大的事，如遷徙、覓食、交配、生育等，作出提前安排。何時停止生長，何時產生性慾，何時分娩，何時停經等都按部就班、按時按刻進行。生物鐘決定一個人的生命和生活進程，所以生物鐘實際上是生命時鐘。

在科學家長期研究後生物鐘的本質已被揭示：四組基因及其周圍附帶的蛋白質共同作用，形成了人 24 小時生物節律。目前已經確定四組分別為 Clock 基因和蛋白、Per 基因和蛋白、Tim 基因和蛋白、DBT 基因和蛋白。三位美國科學家為此榮獲 2017 年諾貝爾生理與醫學獎。

松果體（一種大腦腺體）是人體生物鐘的調控中心。研究表明，褪黑激素在血漿中的濃度白晝降低，夜晚升高。松果體通過褪黑激素的這種晝夜分泌週期的特點，向中樞神經系統發放時間信號，隨後導致與時間或年齡有關的生物鐘現象。如人類的睡眠與覺醒、月經週期中的排卵以及青春期的到來等。

大腦中有一個生物節律的起搏器，位於下丘腦視交叉上核。它像一個總司令，根據自然界光的亮 - 暗的週期，調控生理和活動的節律，並能通過激素和神經信號調節外周生物鐘。

2. 三座分鐘：智能情緒體力

① 三鐘節奏略有差異

科學家發現，人體存在三個按月為週期的生物鐘，管控智能、情緒、體力升降的節奏。但是它們的週期長短略有差異，分別為 33 天、28 天和 23 天，各自運行中都有高潮期、低潮期。三者的週期長短不同，所以它們的高潮期和低潮期也不一樣。

如果人體三節律運行都在高潮時，表現為精力充沛，思維敏捷，情緒樂觀，記憶力和理解力強，正是學習、工作的好時機，往往事半功倍。這時懷孕所生的孩子可能聰慧伶俐。

如果三節律運行在低潮期，則精力下降，情緒低落，反應遲鈍，健忘走神，易出事故。老年人發病、重病人惡化以及死亡之時也可能與之有一定關聯。

② 計算三鐘高潮低潮

如何計算自己智能、情緒、體力的生物鐘的高低潮呢？以下有一種簡算方法，僅供參考。

1）確定最高天最低天：三鐘週期循環時間有不同，分別為 33 天、28 天、23 天。即每隔一個循環週期那天為最高天。循環週期一半的那天為該鐘的最低天：智力鐘 33÷2= 第 16.5 天；情緒鐘：28÷2= 第 14.0 天；體力鐘：23÷2= 第 11.5 天。

2）區分兩個期：接近最高天前後那一半天數定為高潮期，餘下為低潮期。

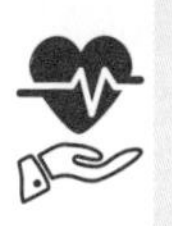

	智能生物鐘	情緒生物鐘	體力生物鐘
循環天數	33 天	28 天	23 天
最高天	第 33 天	第 28 天	第 23 天
最低天	第 16.5 天	第 14 天	第 11.5 天
高潮期	最高天前 8 天和後 8 天	最高天前 7 天和後 7 天	最高天前 6 天和後 6 天
低潮期	最低天前 8 天和後 8 天	最低天前 7 天和後 7 天	最低天前 6 天和後 6 天

3）先算出總天數：即計算出生之日至所計算之日的總天數，就是到需要計算的那天，你已出生了多少實際天數。使用公式：

總天數 = 365× 歲數 ± 除了歲數以外的天數 ＋ 所渡過的閏年次數

舉例：生日 1989 年 6 月 2 日，計算 2019 年 7 月 8 日那一天的三節律

歲數：30；多餘天數：+37；閏年次數：11；

總天數 = 365×30 ＋ 37 ＋ 11 = 10998

4）後算出三鐘餘數，預測什麼期：將前算得總天數分別除以 33、28、23。必須用手算（不用計算器），才能得到餘數。再以餘數與三鐘的高低潮作比較。

例如，智力鐘：10998÷33=333，餘數：9（離最高天 9 天，為低潮期）

情緒鐘：10998÷28=392，餘數：22（離最高天 6 天，為高潮期）

體力鐘：10998÷23=478，餘數：2（離最高天 2 天，為高潮期）

③ 正確應對高潮低潮

人體生物鐘三座分鐘節律的週期性差異，反映了一個人的智力、情緒、體力在自身水平線上的上下波動規律。分別瞭解三節律的低潮期、高潮期，綜合分析三節奏在低潮和高潮時的重合或互差，可以預作準備，懂得應對。安排作息和工作，提高工作效率和學習成績，減輕疲勞，預防疾病，防止意外。

1）三節奏同在高潮期重合（機會較少）：知道自己處於智力、情緒、體力的全面高峰期，抓住不多的機會，安排、進行和完成一些重要的事，最大限度發揮自己的優勢，可望獲取事半功倍的效果。

2）三節奏同在低潮期重合（機會也較少）：沒有必要恐懼和緊張，更

不要以此為藉口，推卸責任，拒絕做事。更應以頑強的意志和高度的責任感去克服困難，提醒自己行事多多著力，也要小心謹慎，防止意外出錯，安然度過低潮重合期。

3）三節奏有的高潮期有的低潮期（機會較多）：懂得前路不會平坦，人生有高有低，這是常態。放鬆，以平常心處之，盡力而為之；加油，懂得取長來補短，有失必有得。

其實人在每一天中也有智力、情緒、體力的高低潮，同樣也可以通過自我觀察、瞭解後加以關注、善用。

3. 益壽養生：善用生物時鐘

善用自身的生物鐘，對於益壽養生至關重要。如何善用？下列四項原則必須遵循。

① 順應時辰

保證生物鐘準點是維護健康的基礎。長久保持規律的作息時間不是一句空話。下面我們從 24 小時生理節奏特點和十二時辰十二經絡養護，會進一步討論。

② 避免干擾

人體對於自然環境週期性變化的適應性，也有限度。當偏差太大，外環境變化造成刺激過強，生物鐘受擾，生理節律變為混亂的自由運轉。

平時自身生活的不規則，如經常熬夜、上夜班、跨時區飛行、飲食不規律等行為，使得生物鐘受損和紊亂。不僅帶來睡眠問題，長此以往，將會導致注意力、記憶力等認知能力下降，或是引發肥胖、免疫功能異常、消化道潰瘍等健康問題，嚴重影響生活品質和學習、工作效率。還可能引發一些疾病，嚴重時甚至危及生命。經常看到這樣的報導，一些人因連續熬夜打牌、打遊戲，或通宵加班，猝然而亡。統計顯示，00 後已經超過 90 後成為熬夜主力軍，熬夜人群佔比高達 45% ！

破壞晝夜節律，會加速癌症發生。與正常細胞相比，癌細胞的生物鐘通常是紊亂的。國際癌症研究機構早已把熬夜倒班定為 2A 級致癌因素。經常

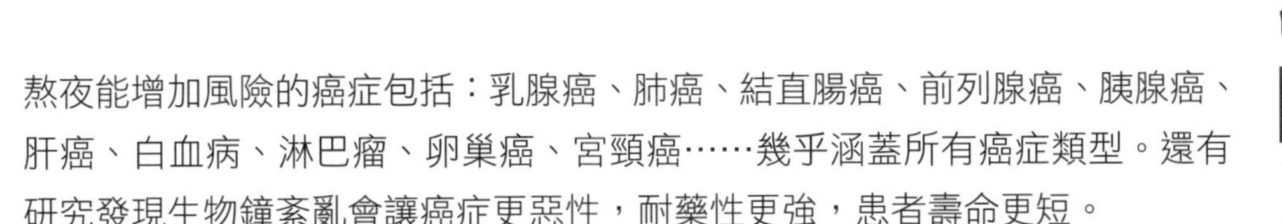

熬夜能增加風險的癌症包括：乳腺癌、肺癌、結直腸癌、前列腺癌、胰腺癌、肝癌、白血病、淋巴瘤、卵巢癌、宮頸癌……幾乎涵蓋所有癌症類型。還有研究發現生物鐘紊亂會讓癌症更惡性，耐藥性更強，患者壽命更短。

③ 維修補短

生物鐘難免錯點，不能到出問題時才注意，而要及早採取全面補短措施。

1）調整睡眠：自行調整好生活節律，要持之以恆。如果已經出現明顯不適症狀，可先借助藥物參與調整一週，用藥依個人習慣。

也可以在睡前採取三合一的方法：熱水泡腳 15 分鐘；盤腿手搓雙腳腳心 5 分鐘；然後作腹式慢呼吸 10 次，每分鐘 4～6 次。

2）調整飲食：由於飲食無規律，胃腸生物鐘已不正常。要適量食用牛奶、蔬果、鮮蘑、豆類等。不宜選擇油炸、高熱量、糯米類、大魚大肉和有刺激性食品。短時期忌飲濃茶、咖啡、酒，晚餐只要七八分飽。

3）補充微量營養素：可服用複合維他命 B、維他命 B_{12} 及維他命 C，能恢復人體活力，聯合應用效果更好。

4）適量運動：機體鍛煉，以靜力性項目為主，如瑜伽、太極、游泳等。

④ 別太死板

近期發現，生物鐘並不像真正的時鐘那般一分一秒不差：生物日鐘的週期節奏近似晝夜 24±2 小時；生物月鐘的週期節奏近似 29±5 天；生物年鐘的週期節奏近似 12±2 月。

有人認為，這樣留有餘地，有助於人體根據外部環境的變化，適當調整自己生命和生理活動的節奏。新的發現提示我們：

1）順應生物鐘，不必太過死板，日常的作息時間和生活模式要堅持總的進程，但在細枝末節上不需要在意分分秒秒；

2）在有時有序的益壽養生中，每個人可以有一定差異，不必依樣學樣，人云亦云；

3）偶有違背或犯規（如加班、飛行時差等），完全有可能進行補救和修補。

4. 二十四時：生理節奏特點

人體每天二十四小時的生物鐘有其運行特點，健康的自我養護和益壽養生需要按照這樣的生理節奏，順勢而為。

1 時：應處於熟睡狀態，進入有夢睡眠期。此時易醒，有夢，對痛特別敏感，有些疾病此時易加劇。

2 時：大部分人體器官工作節律放慢，處於休整狀態，肝臟仍在為人體排除毒素。

3 時：全身休息狀態，肌肉完全放鬆，血壓低，脈搏和呼吸次數少。

4 時：呼吸仍然很弱，大腦的供血量最少，處於最微弱的血循環狀態，此時重病人容易死亡。全身器官節律仍很慢，但聽力很敏鋭易被微小的動靜所驚醒。

5 時：腎臟分泌功能很弱，人體經歷了多個睡眠週期，此時起床尚能很快進入精神飽滿狀態。

6 時：血壓上升，心跳加快，腎上腺皮質激素分泌開始增加。機體已經蘇醒，此時為第一次最佳記憶時期。

7 時：腎上腺皮質激素的分泌進入高潮，體溫上升，血液加速流動，免疫功能加強。

8 時：人體休息完畢，而進入興奮狀態。肝臟已將身體內的毒素全部排盡。大腦記憶力強，為第二次最佳記憶時期。

9 時：神經興奮性提高，記憶仍保持最佳狀態，對痛覺最不敏感。此時循環系統全力工作，精力旺盛。

10 時：人體處於第一次最佳狀態，熱情持續到午飯，任何工作都能勝任，內向型性格者創造力最旺盛時刻

11 時：心臟有節奏地繼續工作，並與心理一起處於積極狀態，人體不易感到疲勞，幾乎感覺不到緊張的工作壓力。

12 時：人的全部精力都已被調動起來，此時不應吃大量食物，不能喝酒。如果午餐酒席，下半天工作會大受影響。

13 時：肝臟休息，血液中糖含量增加，白天第一階段的興奮期已過，感覺疲勞，適當休息，必要時午睡半到 1 小時。

14 時：精力消退，24 小時週期中的低潮階段，反應遲緩。

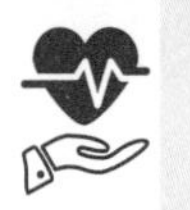

15 時：人體重新走入正軌。工作能力逐漸恢復。感覺器官此時敏感，特別是嗅覺和味覺，外向型性格者分析和創造最旺盛的時刻，可持續數小時。

16 時：血液中糖的含量升高，但不是病，興奮期開始過去。

17 時：工作效果仍然高，嗅覺、味覺處於最敏感時期。此時開始鍛煉比早晨效果好。

18 時：活動的體力和耐力達一天中最高峰，心理興奮感漸漸下降。

19 時：血壓上升，心理穩定性降到最低點，很容易激動，小事可引起口角。

20 時：反應敏捷，活動處於最佳狀態。當天的食物、水分都已充分貯備，體重最重。

21 時：精神狀態一般，記憶力很好，到臨睡時為最高效的記憶時間。

22 時：有睡意，免疫功能增強，血中白血球數量增加，體內大部分生理功能趨於低潮：體溫下降，呼吸減慢，心跳降低，激素分泌減少。

23 時：人體準備休息，細胞修復工作開始。

24 時：肌體疲乏，大腦平靜，人很快進入夢鄉，體內開始建立新生細胞更換死亡細胞的工作。

5. 十二時辰：十二經絡養護

太陽的東升西降代表大自然的陰陽消長，對於人的氣血盛衰影響不小。根據日出而作，日落而息，古人把晝夜 24 小時分為十二個時辰，2 個小時為一個時辰，每天是一個時間上的小循環。祖國醫學總結了在十二時辰分別養護十二經絡，表明古人很早就懂得了順應生物鐘益壽養生的道理。

① 子時（晚 11 時～凌晨 1 時）：膽經當令

子時即夜半，陰氣極盛，最宜安然睡覺。膽經值班，好好睡覺有助於膽氣升發。人在子時前入睡，膽才能完成代謝任務，而且晨醒後腦清神清。此時會感覺餓，不必進食，睡覺最好。子時耗夜危害多，吃宵夜容易引起能量過多，肥胖，高脂和膽石。此時心臟功能最弱，心臟病人需加強觀察。

② 丑時（晨 1 時～晨 3 時）：肝經當令

丑時肝經最旺，是肝臟功能修復之時。肝藏血，人的體腦活動思維依靠肝血助持。肝血廢舊納新，人臥則血歸於肝，深睡養肝。春日養陽，更重養肝。

③ 寅時（晨 3 時～晨 5 時）：肺經當令

人體進入陽盛陰衰之時。肝將新穎血液提供全身。呼吸運作最佳的時候，而此時脈搏最弱。需要較深睡眠。如家裡有呼吸系統疾病的病人，要特別注意。

④ 卯時（晨 5 時～晨 7 時）：大腸經當令

日出東山，陽氣多過陰氣，先醒心，再醒眼，後醒身。肺與大腸相表裡，肺將充足的新鮮血液佈滿全身，促進大腸經步入興奮狀況，完成對食品中水分與營養的吸收。起床後喝杯溫開水，大腸蠕動旺盛，適合排瀉。腎臟系統此時最弱。

⑤ 辰時（晨 7 時～上午 9 時）：胃經當令

胃經最旺，此時必須吃營養早餐，合理搭配，細嚼慢嚥，易消化，養胃氣，養生始於養胃。陽氣生發，人體各種活動，整裝待發。

⑥ 巳時（上午 9 時～上午 11 時）：脾經當令

脾不離胃，脾主運化，脾參與消化、吸收、排泄的總調度，並生血統血，為步步上升人體活動提供後援和給養。多喝水，慢慢飲，讓脾臟處於最活躍狀態。

⑦ 午時（上午 11 時～下午 1 時）：心經當令

心主神明，心氣鞭策血液運行，養神、養氣正當其時。午時開始陰轉陽，人在中午能小睡片刻，對於養心大有益，可使下午乃至晚上精力充沛。

⑧ 未時（下午 1 時～下午 3 時）：小腸經當令

小腸經此時對人一天的營養進行調整。午餐應在下午 1 時前吃，才能在小腸精力最旺時把營養物質都吸收進入人體。多喝水，喝茶有利小腸排毒降火。

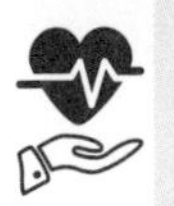

⑨ 申時（下午 3 時～下午 5 時）：膀胱經當令

膀胱最活躍的時候，排廢泄尿，適合多喝水，不憋尿。申時體溫較熱，陰虛的人最為突出，此時適當活動有利於體內津液循環。

⑩ 酉時（下午 5 時～晚 7 時）：腎經當令

日落西山，如同四季的秋天。腎經最旺，腎藏於生殖之精，為天賦和五臟六腑之精之根。腎在酉時步入收斂和儲藏精華的階段。適當休息，保持安靜，心平氣和，避免驚恐和傷腎。

⑪ 戌時（晚 7 時～晚 9 時）：心包經當令

太陽已經落山，天將黑。心包是心的保護組織，又是氣血運行的通道。心包經戌時行旺。神經器官系統最活躍，保持心情愉悅順暢。晚飯適量，少吃刺激性食物，少酒，勿煙。飯後不宜立即喝水和活動。

⑫ 亥時（晚 9 時～晚 11 時）：三焦經當令

十二時辰最後一個，亥時天已暗，人要停止活動。陰氣重陽氣弱，陰陽交合之時（房事的黃金時段），再以安睡平衡陰陽。三焦是六腑中最大的腑，具備主持諸氣，疏通水路的作用，亥時周身氣血都注於三焦。在亥時睡眠，百脈可休養生息。

1-03 多多養護——善用各器官

☆ 二百年中人類壽命一下子攀升 30 歲之多。這個短短時期發生外部激變，遠遠來不及使得人體內部各器官出現明顯的進化，以適應生命長度的大增。人類壽命的增長與體內各器官老化進程的提早，如此逆向而行，更要求我們善用器官。人體好像一架複合的機器，由系統和器官這樣一件件重要零件組成。好好養護，延長零件使用限期，避免後天損傷，是益壽養生的基本任務。

1. 壽命速升的啟示：進化存短板

本冊《知益壽真相》的話題是延年益壽。人類壽命的真相是什麼？在本書《知人體真相》那冊的 Part 4 中，用幾種方法測算，人的自然壽命應該達到 100 ～ 150 歲。但實際生活中超過 100 歲的人很少，人的實際壽命遠遠低於自然壽命。

人類進化歷程中平均實際壽命增長大致有三個升躍：三萬年前達到 30 歲上下；二百年前 40 歲上下；現在 70 歲上下。

豈不說三萬年之前數十萬年間人類的進化過程。就說人類壽命在三萬年內漫長進化中僅上升 10 來歲，而近二百年卻飛快上升了 30 來歲，而且近年來更以較高的速率繼續上升。很明顯其中的原因主要來自於外部：食物方式、勞動工具、生存環境、群居優勢、和平狀態等快速變好，以及社會、科技、醫學等極大進步。

在大自然的密切影響下，人類必須通過漫長的進化過程，才造就了人體現在的器官、系統。人及其各系統、器官在結構和功能上的種種改變都是大自然主導下的必然結果，人的壽命也是如此。人類進化不斷適應大自然，但是極其漫長。

生物（包括人類）的進化，從基因改變到器官增壽，以時間而論，經歷幾萬、幾十萬年大自然的變遷，非常緩慢。進化過程中不斷修正、提升而成的器官和系統，應當是為 30 ～ 40 歲量身定做的。從進化的長期性規律來看，二百年短短的外部激變還遠遠來不及使得人體內部的系統、器官和細胞發生

大幅度進化，而適應生命長度的大增。

換言之，我們的壽命超過 70 歲，而且繼續增長，與之相比，器官、系統卻只有較短的使用期？它們能不能勝任？我們是不是在超期使用器官？

2. 器官老化的啟示：使用有限期

人體是一個有機整體，但每個零件走向衰老的過程卻有先後。「老了老了」，不少二十多歲的朋友都喜歡這麼自我調侃。殊不知，這話還真說對了。器官開始老化的時間比你想像中要早。研究表明，人體內各器官的老化過程在實際壽命將到之前已經早早開始了。

老化也稱衰老，是機體隨年齡增長而發生的一系列組織結構的退行性改變及生理功能適應能力的逐漸減退的過程。這是生命過程發展的規律，是由人類進化所決定的生理性過程。這樣的過程往往發生在老年期之前，甚至在中、青、少年時期便已開始。《知人體真相》的 Part 4 中有記載。器官早早老化告訴我們：它們的使用有限期。

下面再列出一些重要的系統和器官發生老化的開始時間。

大腦 20 歲：神經細胞的數量從 1000 億個左右，開始逐年下降。到了 40 歲，開始以每天 1 萬個的速度遞減，對記憶力、協調及大腦功能造成影響。

肺臟 20 歲：肺功能開始緩慢下降，到 40 歲某些人控制呼吸的肌肉和胸腔變得僵硬，導致吸氣量減少，呼氣後一些空氣殘留肺裡，導致氣急。

皮膚 25 歲：合成膠原蛋白的速度開始放緩，老化的皮膚細胞不會很快脫落，新生的皮膚細胞開始減少。眼睛可以看到的皮膚表面老化改變，在 35 歲左右出現。

肌肉 30 歲：肌肉老化速度大於生長速度，肌肉開始減少。

骨骼 35 歲：25 歲前骨密度在增加。但 35 歲開始骨質開始流失，進入生理老化。絕經後女性的骨質流失更快，可能會導致骨質疏鬆。骨骼大小和密度的縮減可能會導致身高降低。椎骨中間的骨骼會萎縮或者碎裂。

心臟 40 歲：血管逐漸失去彈性，動脈可能變硬或有阻塞，心臟向全身輸送和回收血液的效率開始降低。

腎臟 50 歲：腎濾過量開始減少，意味著腎臟排泄廢物的功能減退。

胃腸 55 歲：消化液流動開始下降，消化道蠕動能力減弱，腸內有益細菌的數量開始減少，人體消化吸收功能下降。

肝臟 70 歲：肝細胞的再生能力強大，它是唯一能挑戰老化的器官。

3. 心臟早老的啟示：損傷要避免

我國國家心血管病中心化了 15 年時間，對近 4 萬國人進行了一項「心臟年齡計算」大型研究，受到國際學術界關注。最近發佈的結果顯示：國人心臟要比身體整體早老化 8 年時間。也可粗略地説，國人心臟的壽命要比人體壽命短。

科學家從影響心臟壽命的幾十種因素中選出八大主要因素，分別是：年齡、性別、血壓、血糖、血脂、吸煙、肥胖、患糖尿病。

老化，是一個隨著增齡而發生的生理性進程，相對固定，不隨人的意志而轉移。在上述八大因素中只佔了一個。

但是對於心臟的損傷，則是後天發生發展的病理性進程，可以改變。通過保健、養生可以改善和逆轉的因素，在上述八個中佔了七個。

心臟早老或折壽有老化（生理性）和損傷（病理性）兩方面的原因。這就給了我們一個重要啟示：阻止心臟早老（讓心臟益壽）的重要途徑是避免對它的後天損傷。其實，也是養護有使用限期的人體重要器官的重要原則。

4. 益壽養生的啟示：能養不能損

器官的使用限期與器官的最終壽命並非同一概念。前者主要取決於老化的保質期，後者指在老化和損傷雙重夾擊下無法工作之時。

在老年人慢性病的晚期，醫學所謂的「終末期」常指多器官功能衰竭，不可逆轉。幾個重要器官壽命的終結及其相互拖累，最後導致整個身體壽命的終結。

開車的人都知道，車輛都有固定的使用時限。如果平時精心養護，小心開車，即便出了毛病並及時修理，或調換零件，那麼不僅可以延長使用期，而且車輛運行還很不錯。但是如果平時對自己的車不愛護，少保養，甚至超速蠻行，頻頻受損，那麼車輛運行肯定不良，即便沒有到達使用期限，都可能發生大問題。

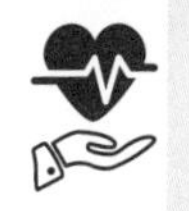

人體本身好像一架複合的機器。作為一件件零件，每個器官、部位都有最初設計好的使用限期。如果我們能用心護養，減少機器及其零件的損耗和故障，機器實際壽命的延長，是不難做到的。

人體及其各器官的使用如同開車用車一樣，能養不能損。這是益壽養生的一項重要任務。

1-04 悠悠活著——調降快節奏

☆ 現代快節奏生活正扭曲我們的生命，慢生活運動應運而生。莊子的養生觀以靜為主。鈍感力推崇一種遲鈍的力量，更容易適應社會，更容易獲得良好的生存環境。生命是一根有使用限期的琴弦。弦近老舊，理應多多放鬆，小夜曲的優美動聽有時甚於進行曲的雄壯高昂。生活中懂得對於節奏和旋律的調降，學會悠悠活著，慢慢變老，也是益壽養生的要旨。

1. A 型血和 A 型性格

血型是根據人的紅細胞表面同族抗原的差別而進行的一種分類。由於人類紅細胞所含凝集原的不同，而將血液分成若干型。最常見的的是 ABO 血型系統，分為 A、B、AB、O 四型。

人們發現，不少 A 型血的人有些相近的性格特點和行為模式（所謂理智型），譬如：操心細心，執著耐勞，親力親為，全心投入，目標性強，考慮問題全面，重視他人看法等。心理學上把這一類型性格稱之為 A 型性格或行為，其特點是，對自己期望過高，逼自己加速，以致在心理和生理上負擔都十分沉重，長期生活在緊張的節奏之中。機體內部不斷產生壓力和憂慮，直至心力交瘁，高血壓、心臟病、潰瘍病等便會隨之發生。

統計表明，85% 的心血管疾病與 A 型行為有關。屍體解剖證明，A 型性格的人患有心臟冠狀動脈硬化要比 B 型性格的人高出 5 倍。有關專家認為，其原因是：A 型性格能激起特殊的神經內分泌機制，使血液中的血脂蛋白成分改變。

必須指出，並非 A 型血的人就有 A 型性格或行為，A 型血與 A 型性格不是同一個概念，不劃等號。

2. 以靜為主的養生觀

莊子活到 84 歲，在二千多年前當然是老壽星了。他是一位公認的古代養生家，他的人生態度八個字：少私、清靜、寡慾、樂觀。

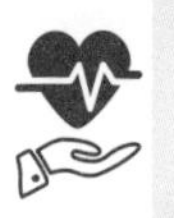

莊子的養生觀是以靜為主。「靜則無為，無為則俞俞（即愉快），俞俞者憂患不能處，年壽長矣。」他強調，「夫虛靜恬淡寂寞無為者，萬物之本也。」他把「清」和「靜」描述為：「至道之精，窈窈冥冥，至道之極，昏昏默默。無視無聽，抱神以靜，形將自正。必靜必清，無勞汝形，無搖汝精，乃可以長生。目無所見，耳無所聞，心無所知，汝神將守形，形乃長生……」。

3. 全球的慢生活運動

公交車站上班族爭先恐後，飛馳的地鐵裡人們拚力前移，辦公大廈電梯被爭先恐後的人擠得像沙丁魚罐頭一樣，午間人們飛快地解決桌上的食物……。速食、飛車、高鐵、群發、閃婚、竄升、暴富……，我們總是在同時間賽跑，快速加上高壓，進取伴隨急躁，現代生活在越來越緊張之中，也變得越來越乏味。如此快的生活節奏，是不是符合人類的天性？

有位名叫卡洛．佩特里尼（Carlo Petrini）的意大利記者 1986 年開始提出慢食運動（slow food movement）。他宣稱：「城市的快節奏生活正以生產力的名義扭曲我們的生命和環境，我們要以慢慢吃為開始，反抗快節奏的生活。」只有二、三年時間，慢食運動席捲全球，並已發展成為一種慢生活運動（slow movement），有 50 多個國家數以百萬計人們加入其中。它為被速度綁住的人鬆綁，放慢了太快的生活節奏，慢慢地吃飯，慢慢地呼吸，慢慢地讀書，慢慢地活動，慢慢地思考，甚至慢慢地休閒，逐漸發展出一系列的慢生活方式。

慢生活並非散漫和慵懶，而是自然與從容。很多人跑得快，卻常常改換方向，或者搞反方向，那時如走得快，錯誤和損失就更大了。慢的好處是，有足夠時間觀察方向和評估結果，有錯誤就及時停下來或轉個彎。人生，只要方向對頭，就不怕走得慢。慢一點，或許成功來得晚一點，但更能保證成功的品質。慢一點，也許不那麼早到達終點，但亦不會因太累或太急而半途而廢，功虧一簣。

4. 鈍感力

曾當過醫生的日本著名文學家渡邊淳一 2007 年出版《鈍感力》一書引人註目。書中推崇一種遲鈍的力量，即鈍感力（insensitive force）。鈍感是心理學名詞，與敏感的意思相反，指人活動和反應的慢度。鈍感系數越高則對外部反應越遲鈍，同時其敏感度也會越低。

渡邊淳一認為，鈍感力是我們贏得美好生活的手段和智慧。鈍感力不等於遲鈍木訥，它強調的是厚著臉皮對抗困難的一種耐力，是一種積極向上的人生態度。由於現代生活節奏的加速，人們如果過於敏感往往就容易在生活的高速公路上翻車，而受到傷害。鈍感力能讓人不煩惱，不氣餒，這是一種「有意義的感覺遲鈍」。

鈍感力其實也是一種包容力、冷卻力和生存智慧，好像清代大畫家鄭燮（鄭板橋）推崇的「難得糊塗」，相似魯迅先生筆下的「阿 Q 精神」。對於日常的工作與生活中發生一些突如其來的事件，以平和、寬容的心態，從容應對，處變不驚，剛柔並濟，從而更容易適應社會，更容易獲得良好的生存環境。

5. 減慢節奏

歷經生理和心理漸漸衰老，機體各種功能和能力慢慢減低，包括：體力、感知覺、大腦思維，以及對環境的適應、對人際的處理、對情緒的調控……。既成自然規律，我們無法改變。現代社會節奏日益加快，使得我們一生下來，便成為一個永不知道停歇的陀螺。難道人生就要這樣不斷地快速運轉下去嗎？

現代生活如同一場絢麗多彩而又驚心動魄的連台本戲，我們似乎總在等待某些高潮疊起，然而高潮似乎總在最後。因此我們永遠都在趕時間爭機會，永遠以為自己速度仍不夠快，永遠覺得還有好多事沒有做完，永遠嘆息仍有目標沒有達到。難道人生還要這樣一直快步疾馳下去嗎？

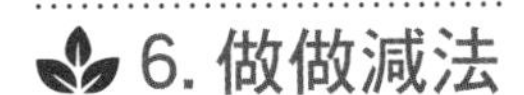

6. 做做減法

人生是一本波瀾起伏的樂章，而生命是一根有使用限期的琴弦。童年、少年、青年、中年從鬆弛到緊繃，而且越繃越緊，奏出一曲曲進行曲，節奏越來越快。弦近老舊，理應多多保養，多多放鬆，才可以奏出輕鬆慢柔的小夜曲。事實上，小夜曲的慢幽動聽有時優於進行曲的高昂雄壯。從進行曲到小夜曲，生活務必完成節奏和旋律的大轉換，那就是集古今中外的清虛無為、慢生活、鈍感力之大成，學會：悠悠活著。

少即是多（less is more），悠悠活著的前提是生活首先要減肥瘦身，做做減法：可做可不做的就不做，可要可不要的就不要，可刪可不刪的就刪除，可丟可不丟的就丟掉。讓生命和生活，挪出一點空閒，造就些許輕鬆，留出充分餘地。「忙」這個字，象形上含有「心亡」之意。忙，不僅僅是體力上消耗，也是內心的壓榨。

7. 悠悠活著：享受生活

悠悠，有「悠閒自在」之意。品味生活的美好，感受生活的多彩，體念生活的愜意。自由自在、自說自話、自得其樂，悠閒自在是慢節奏、高品質的享有方式。身體節約能量，心靈簡單潔淨，生命回歸自然。悠悠活著，其實是極佳的生命模式和生活意境。

悠悠，還有「平常一般」之意。所謂平常一般，也就是說，把自己從上司、師輩、尊者、家長……的神台上請下來，做個凡人、一般人，懷平常心，做平常事，從容而平凡地活著。從容即：沉著、安詳、鎮靜、淡然，平凡指：恰如其分，不誇張、不虛飾、不高傲。因此悠悠並非隨波逐流、無所事事、腦袋空白，而是更有深度、更有內涵、更有智慧。北京中醫藥大學對禪修時的少林寺僧人進行腦電分析，發現腦功能處於深度安靜、低耗氧量時，卻深層靈感，思維活躍，大腦的清醒和專註程度高於常人。

緩緩鬆弛生命這條弦，悠悠奏好人生小夜曲。這樣的悠悠，並非速度上的慢吞吞，而是一種意境，一種回歸自然、輕鬆和諧的意境；這樣的悠悠，並非思緒上的懶洋洋，而是一種幸福，一種為自己而活的幸福；這樣的悠悠，並非行動上的不作為，而是一種樂趣，一種重尋真正生活的樂趣。怎樣使人生小夜曲動人？——輕鬆才優美。

8. 慢慢變老：延年益壽

「背靠著背坐在地毯上，聽聽音樂聊聊願望，你希望我越來越溫柔，我希望你放我在心上，你說想送我個浪漫的夢想，謝謝我帶你找到天堂，哪怕用一輩子才能完成，只要我講你就記住不忘，我能想到最浪漫的事，就是和你一起慢慢變老……」。歌手趙詠華在歌曲中描述的最浪漫的事：慢慢變老，對於步入人生旅途的夫婦並非可望不可及。

其實，人不管走得多快，飛得多高，到了老年，怎樣減速度、軟著陸才至關重要。轉變生活的快節奏，平平安安、緩緩順順地軟著陸，才有健康、幸福、快樂的三維空間。悠悠活著，便能慢慢變老，延年益壽，這不就是最浪漫的事嗎？

人類自然壽命的長短一定程度上取決於生長期、性成熟期和細胞分裂週期的長短。從醫學角度來說，新陳代謝節奏的減慢，與壽命的延長成正比。生物學家觀察到動物的壽命與其心跳的次數有反比關係：老鼠的心臟每分鐘能跳 400 多次，但平均壽命一般僅 2 年；貓 200 多次 / 分，壽命近 10 年；大象心臟跳動約為 40 次 / 分，可活到 100 歲；海龜心跳 20 ～ 30 次 / 分鐘，可以活數百年。一般情況下，人的心跳平均次數與壽命也成反比，心跳較慢，壽命相對較長。這可能由於心跳次數減少，心臟相對休息的時間增加。

悠悠活著，慢慢變老，是一種優柔的生活情趣、有效的養生之道和積極的人生態度。學會悠和慢，從生理到心理都減慢節奏，不僅使得生命長度增長，即延年，也有利生活品質提高，即益壽。這不是人生的最高境界嗎？

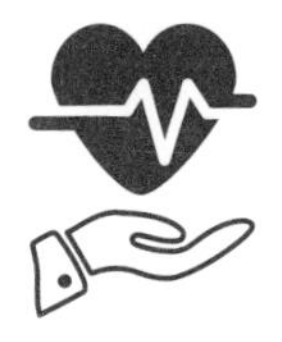

讀後提要

- 道法自然，順天而行，益壽養生必須遵循自然規律。
- 天人相應、陰陽五行、形神合一、因天之序等，老祖宗留給我們一整套益壽養生的方向、思維、路徑和任務。
- 體內的生物鐘使得人體適應週期性的自然環境變化。
- 人體存在三座生物分鐘，管控智力、情緒、體力升降的節奏。
- 依據 24 小時和十二時辰的生理節奏，益壽就能事半功倍。
- 人體好像一架複合的機器，由系統和器官這樣一件件重要零件組成，有使用期，重在養護。
- 人的實際壽命將到之前，體內各器官早就開始老化進程，延長器官使用限期，避免後天損傷，是益壽養生的基本任務。
- 現代快節奏生活正扭曲我們的生命，慢生活運動、以靜為主的養生觀、鈍感力都推崇一種慢節奏的益壽力量。
- 生命之弦近老舊，理應多放鬆，小夜曲的慢幽有時優於進行曲的高昂，生命中完成旋律的調降，學會悠悠活著，慢慢變老。
- 大道至簡，順天益壽其實也簡單：常常對錶，多多養護，悠悠活著。

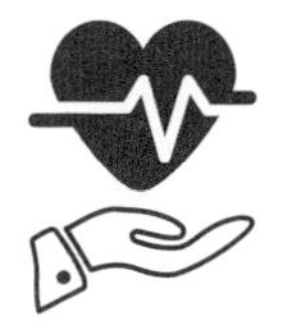

Part 2

自衛之道：堅守自身的關卡

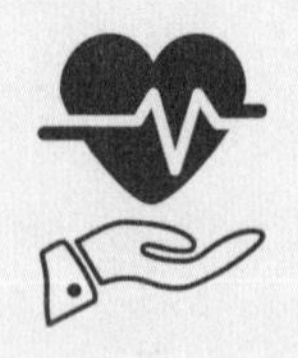

主要內容

益壽，養護生命，除靠天，還要靠己。生命自我防衛的任務便是知曉並守護好一道道自身關卡。

自衛之道依靠三道主要防線。第一道看門和護要，好比守住城門入口和嚴防城牆薄弱之處。第二道祛邪和扶正，好比海關抵禦外害和提升自己國力。第三道安檢、特檢、複檢，好比對一般人做常規安檢，對可疑之人作特別檢查，對可疑問題進一步複查清楚。

看門，在關卡設防，從上到下，把好自身與外界的八個交通門戶和進出口岸。不讓外敵通過各扇門戶入侵人體。

護要，人體有七大最弱的命脈要害，必須嚴加防範，否則可能受傷、致殘，甚至送命。

祛邪，遠離各種各樣的危險因素。外界危險因素如此之多，在不知不覺中緩慢累積，進而致病。其中高危因素對於健康和疾病有肯定的影響，致病概率高，更須十分警惕。

扶正，即助升自己與生俱來的生命力，包括免疫力、自癒力、炎症反應、植物神經調控和體內正常菌群。

安檢，在似乎沒有健康問題的平時，常人做常規健康體格檢查。

特檢，對發病可能性較大的高危人群做特別的篩查。

複檢，對目前無法確定的健康問題作隨訪、觀察，並重複再查。

2-01 看門——管住八個涉外口岸

☆人體表面從上到下，眼、耳、鼻、口、尿道、肛門、外陰、皮膚等部位，執行著重要的生理功能，同時，它們也是人體同外界的交通門戶和進出口岸。看門，管住八個口岸，制止和防控外界有害異物通過各扇門戶入侵人體，從而組成生命自衛（包括自我保衛和自我衛生）的第一道安全長城。不要輕忽那些雖簡單，但平時沒有做到位的日常衛生工作。

在重要涉外口岸設置邊境管理，是國家捍衛主權的防護盾，可以控制出入、保證安全、防範毒品、阻隔壞人、收穫稅利……。

人體上也有許多同外界交通的口岸：眼睛、耳朵、鼻子、口腔、尿道、肛門、外生殖器、皮膚、毛髮、指甲等。執行著重要的生理功能，包括視覺、聽覺、嗅覺、味覺、感觸覺、定位、語言、呼吸、進食、排泄、生殖、保持體溫、維護內環境等。它們是生命的門戶。看門，在關卡設防，是自我防衛的首道防線。下面分述在八個口岸可能進入的有害異物，以及相應的防護措施。

自衛有自我保衛和自我衛生二重意思。而所有措施中最常規有效的是自我衛生，因為太老生常談而不為人重視。請耐心讀一讀，做到了嗎？做對了嗎？

1. 眼睛

① 紫外線對眼睛的傷害

室外的紫外線照射主要來自陽光。UVA 和 UVB 是太陽輻射到達地表最主要的紫外線，可穿透厚雲層，即使陰天仍有 70% 以上存在。

紫外線是眼睛的隱形殺手，長波 UVA 進入眼睛深部，中波 UVB 則到達較表淺組織，如眼角膜、水晶體。世界衛生組織發表的《紫外線輻射與人類健康》一文指出，全球約 1800 萬人因白內障而失明，其中 5% 可能紫外線輻射造成。

眼睛暴露在強烈的陽光下，眼球中的晶體會因過多的紫外線照射而纖維硬化，慢慢會形成一些眼疾，如白內障，青光眼等。紫外線還會引起其他嚴重眼病：角膜炎、視網膜破壞、黃斑退化、雪盲等。許多人知道紫外線導致皮膚癌，卻不知眼睛才是最敏感和脆弱的部位。

紫外線對眼睛的影響不分年齡，任何人的眼球晶狀體都會因長期的強烈日照而罹患白內障，甚至失明。紫外線對眼睛的傷害具累積性，暴露時間越久傷害越大。避免傷害應儘早開始，因此，保護眼睛應該從小做起。

② 防紫外線照射

除了避免長期曝曬陽光，戴可防紫外線的太陽眼鏡，可以有效保護眼睛。

1）一般染色鏡片不僅無法防曬，反使眼睛瞳孔放得更大，接收紫外線更多。首先必須確認太陽眼鏡是否防紫外線。正規眼鏡店都有檢測太陽鏡抗紫外線能力大小的儀器，購買時檢測一下。

2）有注明防 UVA、UVB 和 CE 標誌的太陽鏡才能確保阻隔一定的紫外線。

3）太陽眼鏡顏色太淺，濾光作用太小，顏色太深又影響視力。可以對著鏡子戴上太陽鏡，以依稀看見自己的瞳仁為限度。

③ 防可見光傷害

1）避免長時間看手機、電腦、電視，每次一小時為限，眼睛休息 10 分鐘。

2）避免光線太強或太弱，避免光線忽明忽暗變化太快，對比太大。

3）避免近距離（應距 30 ～ 35 厘米），避免躺床上、走路時或晃動車廂內看書看手機。

④ 防異物進入

眼睛掉入灰塵、小蟲或異物，不要用手揉，以免造成再次傷害。應當用滴眼藥水或水洗的方式排除它們。眼睛異物將在《知看病真相》中詳述。

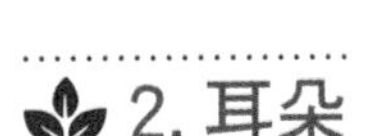

2. 耳朵

① 防耵聹阻塞

外耳道皮膚下有耵聹腺，分泌物為耵聹，俗稱耳屎。耵聹乾燥後呈薄片狀，有的如黏稠油脂狀，俗稱「油耳」。耵聹具有保護外耳道皮膚和黏附外來異物的作用。耵聹多時，於咀嚼、張口時會自行排出。有時耵聹聚成團，阻在外耳道內，即為耵聹栓塞，影響聽力。可求助五官科醫生取出，必要時用外耳道沖洗法。

耳道內部的組織非常脆弱，自行過度的清潔可能會導致損傷表面的耳道。切莫在理髮店、浴室掏耳朵，以免造成外耳感染或鼓膜受損。

② 防異物進入

一般進入耳朵的異物，哪怕小蟲子，耳朵都會啟動自我保護機制，通過一定時間就會將其排出耳道，一般不會出現想像中的「蟲子通過耳朵爬進大腦」。

耳朵有異物感由很多因素引起，但基本上可以緩解。如果很久不好，可以請專業的耳鼻喉科醫生幫忙診斷，不要自行用力掏耳朵。

③ 防噪音傷害

噪音可以危害聽力。耳機聽音樂時特別注意。頭戴式的耳機對聽力的損傷沒有耳塞式耳機那麼大。用耳機聽音樂的時候，音量要低，必須在最大音量的百分之六十以下。耳機不間斷地聽音樂的時間不能超過六十分鐘。

工作或者生活在充滿噪音的環境下，戴用防護耳塞，如果沒有，可暫時先用棉花球、紙球替代，也能起到一定的保護作用。

3. 鼻腔

鼻腔是人體唯一不閉合的通外器官，既是呼吸道大門，又是嗅覺和輔助發音器官，重要性不言而喻。鼻腔 24 小時呼吸空氣達 15000 升，其中粉塵、細菌、病毒等都附著鼻腔黏膜表面。如鼻腔長期乾燥，或過度污濁，可能影響人體健康。

① 建立護鼻好習慣

日常生活中確立起一些好的習慣，有利於保護鼻腔。

1）擤鼻涕：清理鼻涕，應該按住一個鼻孔，輕輕地擤另一個，交替進行。

不要過於用力，容易增加鼻腔氣壓，將部分鼻涕擠入鼻竇引起鼻竇炎，也可能使鼻涕擠入淚管引起眼結膜感染，甚至擠入咽鼓管引起中耳炎，從而影響聽力。

2）挖鼻孔：常用手指挖鼻孔，既不雅觀，是一種不良的衛生習慣，又會損傷有保衛功能的鼻腔黏膜，必須避免。

3）拔鼻毛：鼻毛是鼻腔的衛士，在鼻前庭交織成網，仔細過濾吸入空氣，保證肺部和氣管的清潔，並使乾燥或冰涼的空氣變得溫暖濕潤，鼻毛的運動還幫助鼻腔排泄分泌物。常拔鼻毛會破壞毛囊結構，一旦細菌侵入則引起毛囊發炎，導致鼻腔前庭炎或鼻腔癤腫。如將鼻毛剪太短，會使冷空氣直接進入咽腔或肺造成刺激。缺乏鼻毛的過濾與排泄，易降低人免疫能力，誘發咽炎和氣管炎。

4）打噴嚏：空氣中刺激物或外來生物刺激鼻腔中三叉神經，形成反射，全身多處肌肉共同運作，便完成打噴嚏過程。打噴嚏時如何既可排除外來物侵入，又能減輕聲響，減小耳膜破裂、眼壓升高、頸部軟組織受傷、尿失禁等傷害？一是咬緊牙關，張開嘴唇，可降低噴嚏聲音，又不使口腔中的空氣壓力劇增；二是同時咳嗽兩聲，可以減少打噴嚏的反射，降低音量。

5）洗鼻子：提倡用冷水洗臉、洗鼻，並在清洗時交替進行擤鼻，適當按摩鼻部，以改善鼻內血液循環，去除異物和污染，提高抗冷能力，減少傷風機會。鼻屎不要用手摳，可以用水軟化之後擤出來。

② PM##2.5 顆粒吸入比 PM10 的危害大

PM2.5 指環境空氣中直徑小於等於 2.5 微米的顆粒物。PM10 指直徑在 10 微米以下的顆粒物。PM10 與 PM2.5 都屬於可吸入顆粒物，且都含有有害物質，在大氣中長期漂浮，對人體健康和空氣品質都有很大的害處。

兩者顆粒大小不一樣導致對於人體的危害也不同。

1）PM10 被直接吸入呼吸道後，部分可通過痰液等排出體外，也會被鼻腔內部的絨毛阻擋，對人體健康危害相對較小。

而 PM2.5 吸入呼吸道後可以到達肺部，顆粒物在肺泡上沉積會干擾肺

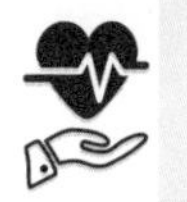

部的氣體交換，損傷肺泡和黏膜，引起肺組織的慢性纖維化，引起或加重哮喘病、慢性鼻咽炎、慢性支氣管炎等。

2）PM2.5 活性強，易附帶有毒、有害物質（如重金屬、微生物等），吸入後還可進入血液。

3）PM2.5 在大氣中的停留時間長，輸送距離遠，危害更大。

4）PM10 的濃度會隨著高度增加而減少，但是 PM2.5 在空氣中均勻分佈，其邊界層厚度（即到地面的距離）約 1 ～ 2 公里。所以樓層高 PM2.5 濃度並不減少。當然樓層越高風速越大，PM2.5 停留的時間會相對較短。

5）家中安裝新風系統主要攔截 PM10，對於 PM2.5 沒有效果。

③ 減少 PM##2.5 微粒吸入

1）按照下列 PM2.5 的變化狀況，來安排自己的戶外活動和戶外運動：冬季最高，夏季較低，春季（3 ～ 5 月）和秋季（9 ～ 11 月）中等；霾天氣以及強對流天氣時較高；工作日早上八、九點鐘和晚上六、七點鐘，PM2.5 污染較嚴重。

2）吸煙時產生的煙霧，做飯時產生的油煙，辦公室印表機的粉塵，都含 PM2.5。減少室內 PM2.5 要做到：必須不吸煙；廚房內應安裝功效好的排油煙機，儘量少煎、炸；辦公室中遠離影印機、印表機、傳真機。

3）家中的灰塵裡也含有 PM2.5，用掃把和雞毛撣打掃，抖被子都很容易把灰塵揚起來吸入，必須注意。

4）下列狀況下注意關窗或少開窗：霧天尤其是灰霾天氣；燃放煙花時；小飯店特別露天燒烤攤附近；臨街住戶在早、晚高峰車流量大時（尾氣）；開車，特別在隧道內開車時。

5）鍛煉跑步，儘量遠離馬路，可以選擇公園、河邊等地方，鍛煉時少做深呼吸。

④戴口罩及其利弊

當前市售的 PM2.5 口罩多達百餘種，有關其功效和利弊，眾說紛紜，遠非市場宣傳那樣肯定。在選用口罩防護 PM2.5 時，需權衡得失，綜合考慮。

1）普通紗布口罩雖是 12 層、16 層或 24 層的設計，但口罩紗布的密度標準是：經紗和緯紗每厘米不少於 9 根，有接近 1 毫米的間距，怎麼檔得住 PM2.5 的侵入？但其透氣性相對較好，保證了呼吸系統病人正常呼吸的順暢。

2）佩戴紗布口罩和棉布口罩要勤換，否則吸附了水蒸氣的口罩會沾染更多的塵埃與病菌，反而成為污染源。

3）一般醫用口罩為三層結構，對帶病毒、病菌的有害微塵有一定防護作用，主要針對 PM3 以上的可吸入顆粒物，但對 PM2.5 以下的顆粒物基本無用。

4）戴口罩會使正常呼吸受阻，尤其較厚的口罩，反而需要用力呼吸，可能導致吸入更多的顆粒物，恰得其反。

5）目前 PM2.5 口罩中，KN（中國標準）和 N（美國標準）兩型都是用於過濾非油性顆粒物，後面的數字表示其過濾效率。比如 KN95 和 N90，就是表示對於 PM2.5 的過濾能力達到 95% 和 90%。另外歐洲標準用 FFP1、FFP2 和 FFP3 表示過濾能力分別為 ≥80%、≥94% 和 ≥99%。這三種類型口罩雖然防 PM2.5 功能最強，但密閉性很嚴，透氣性較差，容易引起呼吸困難，哮喘或呼吸系統疾病患者要慎用。而且在使用方法上也多有講究，不當使用，沒有效果。

4. 口腔

口腔潮濕溫潤，含有較多食物殘渣，具備微生物生長的良好條件。口腔中每平方厘米有一億多個微生物。細菌寄生在牙齒之間和舌頭上，在分解食物殘渣和唾液的同時，產生難聞的硫化合物，並引發各種口腔疾病。

自我清潔衛生是防衛口腔這個關卡的主要任務。

① 刷牙最關鍵

刷牙的主要目標是及時、有效地預防和祛除牙菌斑的形成。牙菌斑是造成牙周病等口腔疾病的罪魁禍首。餐後大約 30 ～ 60 分鐘，牙菌斑就能在牙齒表面形成並穩定附著。

1）時間：提倡餐後 30 分鐘左右刷牙。如果條件許可每次吃完食物後刷一次牙。這樣做能有效預防牙菌斑的形成。如果飲用酸性飲料或紅酒後，至少 30 分鐘之後口腔才能恢復到原本的酸鹼值。宜在餐後 45 ～ 60 分鐘才

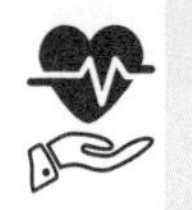

刷牙，否則可能損傷牙齒表層琺瑯質。

2）早起：起身即刷牙並不科學，應起床後先用清水漱口，吃早餐後再刷牙。不僅預防餐後形成的牙菌斑，還使得牙膏中殺菌護牙的成分有較長作用時間。

3）臨睡：睡前刷牙有必要，把留在牙縫和牙面上食物殘屑再作一次清潔，刷完後不再吃任何東西。睡眠時口腔內食物殘屑在細菌作用下很快就會發酵產酸。而口腔在睡眠時缺少唾液，不能稀釋中和細菌產生的酸，牙齒易受到腐蝕。

4）刷牙時間：至少堅持 2 ～ 3 分鐘才能有效清潔口腔。

5）牙刷：建議選用軟毛牙刷，一般建議每三個月更換一次牙刷。

6）用力：刷牙用力大小因人而異，不輕不重，以刷乾淨牙面為宜。不管採用何種刷牙方法，主要通過輕柔的力量進行循環往復動作來實現，使滯留在牙齒表面大塊的食物殘渣由大變小，由有到無，達到清潔的目的。用力太大或方法不對，可能傷害牙齦，引起口腔潰瘍和牙齒頸部的楔狀缺損。

7）方式：牙齦與牙根之間約有 2 毫米的深度，稱為牙周囊袋，用餐後食物餐渣會塞在牙周囊袋中。正確刷牙方式，要將牙刷傾斜 45 度角，讓刷毛進入牙齦裡面，並以繞圈方式輕輕地將一顆顆牙齒清潔 10 次，並且刷完外側再刷內側，才能真正清潔口腔。

8）舌苔：舌苔也要清潔，舌頭上也有不少殘留細菌。

② 漱口和牙線也重要

飯後漱口有利於清除食物碎屑和部分軟垢。若口腔患病，也可用加有藥物的含漱劑漱口。

刷牙後會有 30% ～ 40% 的牙面刷不徹底，尤其是牙齒排列不整齊。如果能正確使用牙線或牙縫刷來清潔牙齒間隙也很重要。

③ 洗牙必須定期做

刷牙無法替代洗牙，飲食後經細菌作用形成牙斑，單靠每天刷牙仍然難以完全清除乾淨。

定時（每半年或一年一次）去牙醫那裡洗牙，對於口腔衛生和牙病防治十分重要。洗去刷牙時不能清除的牙石，去除牙菌斑的沉積，減輕或避免牙周炎。

5. 尿道

尿道是泌尿系統通向體外的管道。前列腺增生症是一種老年男性的常見病。男性尿道細長，增生的前列腺壓阻尿道，漸漸加重而出現各種症狀：尿頻、尿急、進行性排尿困難、尿失禁、尿瀦留。進入老年，如有排尿艱難，務必求醫。此病不重，但多發常見，而且影響睡眠，降低生活品質，也讓病菌有侵入的機會。

女性的尿道短、直、寬，並且臨近陰道、肛門這些易污染的部位，因此更容易受到病菌感染。尿道炎、膀胱炎是老年女性的常見病，特別是肥胖者更容易得病。如果細菌沿輸尿管向上蔓延，侵襲腎臟，發生腎盂腎炎，病情就嚴重得多。

自我衛生的方法是：

1）多喝水，沖洗掉尿道中的寄生細菌，去除感染隱患；

2）勤洗澡、勤換內褲，老年肥胖女性更應關注下身的衛生；

3）常用水清洗，注意順序：先洗外陰，再洗肛門，而後排尿。

6. 肛門

肛門是消化道末端通向體外的開口，擔負著排泄廢物和廢氣的重要責職。人到老年，身體各項機能慢慢減退，出現痔瘡肛裂等疾病的比例很高。應對之道是做好肛門自我保潔：

1）便後將肛門盡可能擦淨，避免糞便殘留；

2）濕洗比乾擦效果好，大便後可用溫熱水清洗肛門和肛周；

3）推薦使用自動清洗馬桶，清潔效果更好；

4）內褲寬鬆，柔軟，選擇透氣性、吸水性好，經常換；

5）保持肛周皮膚乾燥舒適。

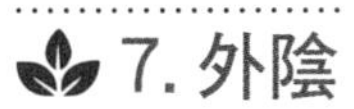

7. 外陰

由於女性生殖道生理上的脆弱，陰部保潔不容易，細菌、病毒、支原體等容易侵入和感染。除生殖道本身受影響外，還會引起一系列疾病，包括生殖器腫瘤、月經疾患、不孕不育、妊娠疾病、產科疾病等。做好外陰保養和保潔便能管好人體又一扇大門。

① 保持陰部的乾爽透氣

女性陰部常濕潤，容易滋生細菌。儘量不穿太緊的牛仔褲或內褲。最好選擇純棉的、寬鬆的褲子。勤換內褲。不用不透氣的護墊。洗完澡後要在陰部較乾之後再穿上內褲。

② 陰部的日常清潔

1）每天清水清洗會陰部，保持會陰部清潔。

2）小便後由前往後擦，避免將細菌從肛門帶到陰部。關注會陰部的清潔。

3）平時勤換內褲，內褲的清洗要與其它衣物分開，並在日光下曬乾。

4）正常狀況下陰道中有許多益生菌。陰道本身會維持清潔工作，平時有些不均勻、淡白色少量的分泌物，是正常陰道自我清潔時所產生的。所以陰道內不用清洗。在沒有感染狀況下做陰道內沖洗，反會增加細菌及霉菌感染的機會。

5）性生活前應保持雙方的性器官清潔，性生活後應注意會陰部的清潔。

③ 經期外陰保養

月經期間，使用合格的衛生巾並勤換，內褲要勤洗勤換。每天用乾淨溫水洗外陰部，準備專用洗具，做到：一人、一盆、一巾、一水。

④產期和產後的外陰保養

懷孕期和產後更要注意陰道清潔。內褲勤洗勤換。每天最好用溫水淋浴，避免坐浴或盆浴。如發現白帶增多，要儘快就醫，排查是否出現陰道感染。

8. 皮膚

皮膚覆蓋全身，是人體遼闊的國境，也是最大的保護屏障。皮膚具有兩個屏障作用：一方面防止體內水份、電解質等丟失，保持人體內環境穩定；另一方面避免外界物理性、機械性、化學性和病原性的有害侵襲。

皮膚老化表現為萎縮和增生，有時遲鈍（反應性減退），有時敏感（對某些因素作用後的反應強烈）。

皮膚保護和衛生要注意以下幾個方面。

① 預防皮膚損傷

皮膚損傷後傷口癒合很慢，為微生物入侵開了門戶。在日常生活中小心預防割傷、燙傷、凍傷。也應避免日曬、雨淋、風吹，天寒時減少外出，雨天時謹防摔倒。寒暑季節轉換，及時換衣，及時使用帽子、口罩、圍巾、手套、棉鞋等。

② 關注皮膚易損七處

皮膚有七處最為脆弱的地方，防護時應予特別關注。

1）**眼周皮膚：**較薄，容易留下皺紋，是美容保養重中之重。

2）**鼻周皮膚危險三角：**皮下微小血管豐富，而且通腦，嚴防破、傷。

3）**頸部皮膚：**細薄而脆弱，皮脂分泌較少，難以保持水分，易乾燥，容易產生皺紋。不用太熱的水沖洗頸部肌膚。

4）**腋下皮膚：**腋下汗腺豐富，褶皺多，容易藏污納垢，注意清潔。

5）**乳頭皮膚：**成年後女性乳頭、乳暈常有分泌物，會生異味，必須定期清洗。不要隨便擠弄乳房、摳剔乳頭，以免造成破口而發生感染。

6）**腹股溝皮膚：**皮褶較厚，尤其肥胖者，髒東西容易堆積。皮膚下有粗大的股動脈和淋巴結群，時常保持清潔，懂得護衛。

7）**會陰皮膚：**會陰部囊括尿道口、肛門、外生殖器，時時注意清潔，避免性生活中將病原體帶入陰道內，引起炎症。

③ 注意飲食起居

減少濃茶、咖啡、辣椒等刺激性飲食及避免煙酒，可以有效的防止皮炎、濕疹、蕁麻疹等瘙癢性皮膚病的發生。

內衣以棉織物為好，寬鬆適度，不刺激皮膚，不易過敏。

④重視洗手方法

洗手雖是老生常談，仍然是防菌避毒的衛生習慣中最為重要的一條。重視正確的方法很重要：

1）除飯前便後之外，平時也要留意洗手，如外出回家、與病患接觸後、打噴嚏或咳嗽後、與人握手後、碰觸公共設施物品圖書文具等；

2）剪清長指甲，去除假指甲，移掉手上的裝飾品；

3）不能單洗手指手心，重視甲縫、指縫、手腕三處，相對搓揉 20 秒；

4）用流動水洗，擦用肥皂或洗手液。

⑤ 改善洗澡習慣

洗澡增進皮膚血液循環，但易損傷老人皮膚。洗澡水溫度不宜過高（應 35 ～ 38℃），時間不宜過久（應 10 ～ 20 分鐘），次數不宜過勤；不宜用鹼性強的肥皂；桑拿浴和冷水浴對老人不適宜。

⑥ 謹慎選擇護膚品

為了促進血液循環，增加皮膚彈性，提高皮膚抵抗力，可選擇含人參、花粉、珍珠、胎盤、鹿茸等成分的營養護膚品。為了抗衰老抗黑色素生成，祛斑增白，防曬除皺，可選擇含維他命 A、維他命 E 以及超氧化物歧化酶（SOD）的護膚品。老年人皮膚失水乾燥、皺紋多，可以選擇含橄欖油、硅酮油、透明質酸等成分的保濕潤膚劑。

⑦ 警惕皮膚病惡變

老年性皮膚病變絕大多數良性，而自行搔抓、摳擠、燙洗等不良刺激可導致惡變。若皮膚增生變色、黑痣突然增大，或者潰瘍長期不癒、破潰出血，要警惕惡變可能，早就醫。

2-02 護要——防衛七大命脈死穴

☆ 上課所述人體八個涉外口岸在明處，引人注意。本課提出人體外部的七大要害部位在暗處，並不注目，卻是人體最弱的命脈要害。必須嚴加防範，否則可能受傷、致殘，甚至送命。頭顱為人之首，有三個死穴在頭部：後腦勺、前額頭和太陽穴，都是性命攸關的防衛要地。另外，頸動脈竇、頸椎、脾臟和睾丸、腹股溝也是人體必須護衛之處。

1. 後腦勺

1）**部位**：在頭部的正後部位。

2）**危害**：雖然外表面有顱骨，但相對較薄，不堅固。該部位內部離開腦幹近。而腦幹是人的生命中樞，一旦重創，或者血腫嚴重壓迫，心跳和呼吸即停止。

3）**防範**：後腦勺在意外中很易受傷，一旦發生，儘快就醫和檢查。即便外傷不嚴重，如果有惡心、嘔吐、頭痛等症狀，也要警惕。平時如果身體有傾倒時，要前屈，避免後倒。

2. 前額頭

1）**部位**：在頭部的前上部位。

2）**危害**：雖然外表顱骨較厚，堅固，不過這裡是頭部極易受傷的部位，而且前額頭內是大腦前額葉，它是新皮質最重要的組成，與意識、靈性有關，也是人類之所以高於其他動物，成為地球之靈的主要原因。一旦受損，後果可想而知。

3）**防範**：嚴加防範，避免受傷。

3. 太陽穴和翼點

1）**部位**：太陽穴在前額兩側，外眼角延長線的上方，耳廓前面。其稍

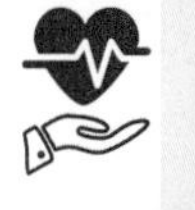

後上（耳尖正上方）是四片顱骨交合處，稱之為翼點。

2）危害：翼點是頭部顱骨最為薄弱之處。太陽穴和翼點內側有腦內動脈分支，並且分佈了不少重要的腦神經。

3）防範：一旦受到攻擊，用手護住左右這兩個部位，十分重要。

4. 頸動脈竇

1）部位：與喉結在一個平面的頸部二側頸動脈搏動處。

2）危害：頸動脈竇受到壓迫、按摩、重吻等刺激，會使得迷走神經張力增加，可以引起心跳減慢，甚至停跳。

3）防範：避免按壓和刺激頸動脈區域，領口、領帶、圍巾等不能太緊。

5. 頸椎

1）部位：頸後部。

2）危害：是神經中樞的主要通道，卻十分脆弱。外傷時頸椎骨折發生率高。頸椎受傷易導致截癱，嚴重時呼吸、心跳停止。頸椎受傷併發脊髓損傷引起死亡的幾率高達二成。

3）防範：避免受傷。外傷時高度關注頸椎，予以固定，免受活動。日常生活、運動鍛煉、舞蹈體操等都要保護好柔弱的頸椎。

6. 脾臟

1）部位：在左上腹，位於左季肋區後外方肋弓深處。

2）危害：脾臟是機體最大的免疫器官、細胞免疫和體液免疫的中心。但是脾質脆而軟，受打擊後容易破碎。在腹部外傷時引起內臟器官破損中，脾居第一位。還有，破損的脾臟很難縫修，只能摘去。

3）防範：避免腹部直接受外力撞擊，外傷後要當心脾臟破裂。

7. 睪丸和腹股溝

1）部位：男性的睪丸在陰囊裡面，而陰囊游離於會陰部體外。腹股溝位於大腿根部內側。

2）危害：睪丸比較脆弱，是位於人體外部的器官，很容易因各種外力而造成一定的損傷。睪丸由內臟神經控制，血管和神經特別豐富，對於壓力較為敏感。受傷當時發生劇痛，甚至暈厥、休克。腹股溝皮膚下有粗大的股動脈和淋巴結群。

3）防範：避免該部位外傷。如果外傷導致睪丸外包的白膜撕裂，或血腫，儘快就醫。

2-03 祛邪——遠離十類危險因素

☆有陽光也有陰霾，外面的世界多麼精彩，外面的世界也十分無奈。外界環境的危險因素如此之多，在不知不覺中緩慢累積，進而致病。祛邪是養護生命中一套自衛之道，對於益壽和抗病都意義非凡。遠離陰霾，遠離各類多種危險因素，要弄清，要避免，要控制，首先靠自己。高危因素危害健康和引發疾病有肯定的影響力，致病概率高。必須十分警惕，在祛邪時加倍努力。

1. 危險何在？——致病原因

疾病從何而來？長期的探索認為遺傳和環境是發病兩大主因。美國哈佛大學最近報告了一項大型研究的結果。科學家對於 4500 萬人的資料和 560 種疾病的致病因素作了追蹤研究，相關結果很有啟發：

1）與以前認識相比，環境的致病因素的影響力更高了；

2）遺傳致病因素須在幼時發現並予處理，而且能解決的可能性不到一成；

3）相比遺傳因素，環境因素更容易掌控，只要針對性做出改變，防治疾病的可能不小。

邪氣，是祖國醫學對引發疾病的危險因素或致病因素的稱謂。本課主要分析來自環境的危險因素或致病因素。

危險因素（risk factors），或危險因子是指能使疾病或死亡發生的可能性增加的因素，或者能使健康不良後果發生概率增加的因素。它與疾病的發生有一定因果關係，但尚無可靠證據能證明其致病效應，但當消除該因素時，疾病發生概率隨之下降。

致病因素（pathogenic factors），又稱發病因素，指引起疾病發生的因素，已經證實它與疾病發生之間存在肯定的因果關係。

2. 怎樣致病？——緩慢累積

環境的危險因素或致病因素對於人體的侵入和影響有兩個主要特點：一是長期緩慢；二是點滴累積。

從人體無病、有病、重病大致經歷下列六個階段。

1）**完全健康**：身體完全健康，正氣充盛，身心暢快。

2）**基本健康**：或為亞健康。自感健康，可能有分子、細胞水準的損害，但是對於組織、器官，尚無影響。

3）**疾病前期**：對於組織、器官開始有損害，病理變化已經開始，但是還沒有出現明顯症狀，自覺身體沒有問題。

4）**疾病早期**：進一步的病理變化造成器官損害，出現早期症狀，有可能自感先兆，或醫療檢查出現異常。

5）**疾病中期**：病理過程的進展，使得器官在結構和功能上損害，疾病不輕，症狀明顯，容易診斷。

6）**疾病晚期**：病理變化走向不可逆，一個或多個器官受損嚴重，病情惡化，症狀很重，治療難以奏效。

如果任由危險因素持續不斷地侵入和影響，那麼造成的病理變化必然會經歷上述六個發展過程，從量變到質變，最終無法逆轉。儘管這個過程可能長達十幾年甚至幾十年。

危險因素如此特點的影響，其實發生在大多數人的健康惡化過程中，也發生在大多數疾病（特別是慢性疾病）的病理發展過程中。

3. 為何袪邪？——益壽抗病

從健康到重病的六個階段中前三期，包括完全健康期、基本健康期和疾病前期，十分漫長，佔據人生的大部分時間，為平時（peacetime）。

後三期，包括疾病早期、疾病中期和疾病晚期，比較短時，佔據人生較少時間，為病時（disease time）。當然有些慢性病反復發作又沒有及時控制，為時也不短。

危險因素的侵入和影響是長期緩慢、點滴累積的過程，不分平時或病時，不分哪個階段。這樣就決定了應對外部危險因素的任務是長程的，既在

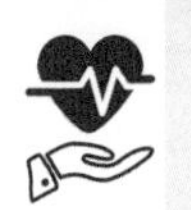

平時，又在病時。平時為了益壽，即制止危險因素對於健康的損害；病時為了抗病，即制止危險因素進一步損害使得疾病惡化。所以持之以恆是必須的。

綜合 70 個國家 250 名專家用五年時間寫的聯合國環境報告顯示，全球患病和早亡者之中竟有四分之一為環境污染所致！

4. 險從何來？——不知不覺

危險因素的危險在於：受侵於無形之中，受害於潛移默化，病到臨頭，重到晚期，仍是不知不覺。原因主要是它具備下列五個特性。

1）存在的廣泛性：外環境中能致病的危險因素廣及我們生活的四面八方，如飲食、工作、運動等，如習慣、嗜好等，如家庭、自然、社會等，到處存在，到處遭遇。

2）作用的多樣性：對於人體致病的危害往往多因素可能導致一病，或者一因素可能導致多病。比如，情緒波動、吸煙、高血壓，或不恰當地使用某些藥物（如糖皮質激素）等都能引起青光眼。比如，肥胖可能會引起高血脂、高血壓、糖尿病，也可能引起性早熟、癌症等。

3）進程的隱秘性：不少危險因素對人體的侵入和影響十分隱秘，不易覺察和認知。比如對於飲酒危害人體器官的認識，隨著研究的進展逐漸增加。比如 PM2.5 對於心臟病的影響途徑，仍不甚清楚。

4）危害的難確定性：不少危險因素對於某疾病的危害只是可能性，常常無法確定或測定其作用。常常使人輕忽。比如國人以前很長時間都對於 PM2.5 微粒的危險掉以輕心，以致其危害已經嚴重影響了很多人健康。

5）惡果的不可逆性：危險因素長期緩慢地點滴累積，最終導致發病。如果繼續侵入和影響，疾病進入不可逆的晚期，即便阻斷了危險因素的再介入，以往造成的惡果也難以逆轉。美國國家環境健康研究所研究表明，長期吸煙使眾多基因的 DNA 甲基化，從而引發疾病。但在戒煙 30 年後，這種病理損害仍然存在。

5. 怎樣離險？——要靠自己

1）弄清：搞清楚哪些事物是外在的危險因素，為當務之急。下面我們將作較為詳細的介紹。倘若不知、無知，往往身在險中不知險。比如弄清家中的洗髮液、香水和清潔溶液中也可能散發毒性氣體，在購買和使用時會加以關注。

2）避免：避免接觸或避免去做才是遠離危險的根本辦法。有些事物不碰不做，比如戒煙，比如不吃醃製肉食，比如新裝修房完成後通風一段時間。

3）控制：不少危險因素常常無法完全避免接觸，只能儘量控制。

一是採取防護措施，比如工作中接觸毒性物質和氣體，使用防毒面罩和手套；比如 PM2.5 較高又必須外出，選擇好合適有效的口罩。

二是減少數量，比如甜食和油肉宜少吃；比如飲酒不能多。

三是縮短時間，比如空氣污染的早晚高峰期不外出鍛煉。

6. 多少因素？——四類十種

健康或疾病的危險因素有很多，主要包括環境因素、行為生活方式因素、生物遺傳因素、醫療衛生服務因素等四類。本課重在外來的因素和自我可控的因素，主要為前兩類。

本課把這一些危險因素分為四類：飲食因素，運動因素、環境因素、精神心理因素。再把它們細化為十種，分述如下。

① 高膽固醇、高動物脂肪飲食

喜愛動物內臟、肉類（特別豬牛羊等紅肉），其體內的膽固醇和脂肪會較高。超過機體需要時，過量的膽固醇和中性脂肪在血管管壁中沉積，血管內膜增厚變窄，造成血液流動受阻，可引起局部細胞死亡。

② 高糖類飲食

含糖量較高的食物主要包括各種穀物和食用糖。穀物是我們長期來的主食，糖使食品變得可口。糖類食物是身體的重要能量來源。但吃得太多，卻成為健康和疾病風險，如肥胖，胰島素耐受性差，可能導致糖尿病、動脈粥樣硬化、高血脂和高血壓等。碳酸飲料含糖較高，大量飲用對腎臟有損害，可能引起鈣流失。

③ 高鹽飲食

食鹽中的鈉離子在體內貯積時，能聚集水分，造成水鈉瀦留，增加全身循環血容量。還能促進血管收縮，不斷呈現緊張狀態，進一步促使血壓升高。

④ 刺激性飲食

1）香煙中的尼古丁能刺激交感神經引起動脈硬化，還會直接作用於心臟，使血壓上升、心率加快。

2）酒精能促使中性脂肪的合成旺盛，除引起動脈硬化外，還會大量沉積於肝臟中，降低肝臟的解毒功能，甚至造成肝硬化。

3）咖啡和茶是日常飲品，但飲入太多後其中的咖啡因能刺激交感神經，使血液中游離脂肪酸增加，導致動脈硬化。建議少加奶和糖。

⑤ 不良飲食習慣

1）煙熏和醃製的食物中含有較高的亞硝胺類致癌物質，長期食用煙熏和醃製的魚肉、鹹菜，易導致癌症的發生，尤其與胃癌的發病密切相關。

2）每日進食時間無規律、暴飲暴食等，可破壞胃黏膜的保護屏障，導致胃炎、胃潰瘍、胃癌的發生。

3）蔬菜、粗糧攝入少，食物過於精細，易引起腸道疾病，如痔瘡、腸癌等。

⑥ 運動因素

運動可以加快血液循環，增加肺活量，促進機體新陳代謝；增強心肌收縮力，維持各器官的健康；促進脂肪代謝，降低體內膽固醇的含量；舒緩緊張的情緒。

居住城市的人，由於生活節奏快和交通便利，常常以車代步，活動範圍小，運動量不足，容易發生肥胖並促進體內的膽固醇和中性脂肪增加，易發生高血脂、高血壓、冠心病、糖尿病等。

⑦ 環境的生物因素

自然環境中影響健康的生物性危險因素，如細菌、病毒、寄生蟲及致病原等是傳染病、寄生蟲病和疫源性疾病的直接致病原。病因清楚，具有明顯的地方性流行特徵，在局部地區仍是危害人群健康的主要疾病。詳見《知看病真相》那冊。

環境中生物性毒素對人也有很大傷害：如花生和飼料中的黃麴霉素、毒蘑菇中產生的氰苷和毒素、河豚魚產生的毒素等。

⑧ 環境的物理因素

1）**強聲雜音**：導致耳聾及頭痛失眠等。

2）**強光**：會導致失明和眩目。

3）**電離輻射（同位素、X 片拍攝）**：導致放射病。

4）**電磁輻射**：干擾大腦工作模式。

⑨ 環境的化學因素

化學因素事實上在日常生活和工作中構成了對人體健康的最大傷害。

1）**工廠生產性的毒物**：生產過程中常以氣體、蒸汽、粉塵、煙和霧的形態存在並嚴重污染空氣環境，對人有毒。

在常溫下呈氣態，如氯化氫、氰化氫、二氧化硫、氯氣等。

沸點低的物質以蒸汽形態，如噴漆作業中的苯、汽油、醋酸乙酯等。

以霧的形態，如噴灑農藥時的藥霧，噴漆時的漆霧，電鍍時的鉻酸霧，酸洗時的硫酸霧等。

2）**交通工具排放的廢氣**：汽車尾氣中含有大量的有害物質，包括一氧化碳、氮氧化物、碳氫化合物和固體懸浮顆粒（PM2.5）等，成為城市空氣污染的主要來源之一。尾氣在直接危害人體健康的同時，還會對人類生活的環境產生深遠影響，如土壤和水源酸化，影響農作物和森林的生長。

3）**房屋內的毒氣**：遠不止甲醛。

4）**食入化學性有毒物質**：有上百種，如農藥、食品添加劑、獸藥飼料添加劑、殺蟲劑、滅鼠藥，含重金屬（鉛、銅、汞、鋅）、有機氯和化合物（多氯聯苯）、有機磷的化合物、亞硝酸鹽等有害物質。

5）**醫療上不當使用藥物**：包括化學藥、中藥、生物藥等。

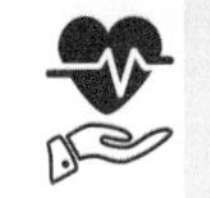

⑩ 精神心理因素

生活上和工作上壓力會引起緊張、恐懼、失眠甚至精神失常。長期處於精神壓力下，可使血壓升高、心率加快、血中膽固醇增加，還會降低機體免疫功能。

7. 何謂高危？——確認致病

醫學家通過大量臨床研究，從成百上千個危險因素中進一步確認一些高危因素（high risk factors）。它們有更為確定的致病影響。高危因素是邪中之邪，必須加倍警惕。

高危因素有兩類：一是複合高危因素，損傷範圍較大，可能導致多種疾病；二是單獨高危因素，損傷範圍單一，可能導致一種或一類疾病。前者更令人可怕。

下面例舉在日常生活中容易遇到的外來複合高危因素十種。

① 複合高危因素之一：一手、二手、三手煙

煙草早被 WHO 列為一類致癌物質，除了尼古丁外，煙草中已發現的致癌物質或有毒物質，高達 200 種以上。全球每年有 100 萬人死於吸煙。

流行病學調查表明，吸煙是肺癌最重要的致病因素，特別是鱗狀上皮細胞癌和小細胞未分化癌。吸煙者患肺癌和喉癌的危險性是不吸煙者的十多倍，吸煙使膀胱癌發病率增加三倍，吸煙還與唇癌、舌癌、口腔癌、食道癌、胃癌、結腸癌、胰腺癌、腎癌和子宮頸癌的發生都有一定關係。

吸煙會加快大腦老化，降低認知能力。吸煙對於呼吸系統疾病的影響眾所周知。冠心病與吸煙之間存在著明顯的用量 - 反應關係。心血管疾病死亡人數中 30 ～ 40% 與吸煙有關。尼古丁會使胃腸黏膜的血管收縮，使食慾減退。吸煙使腸胃病更惡化。潰瘍處的癒合減慢。吸煙提高骨病患病率。

吸煙婦女可引起月經紊亂、受孕困難、宮外孕、雌激素低下、骨質疏鬆及更年期提前。孕婦吸煙易引起自發性流產、胎兒發育遲緩，甚至早產、死產、胎盤早期剝離等。

二手煙是煙草燃燒過程中散發到環境中的煙霧，包括吸煙者吐出的煙霧。三手煙是指吸煙時殘留在衣服、牆壁、地毯、傢具甚至頭髮和皮膚等表面的煙殘留物。二手和三手煙為非自願性被動吸煙，是目前危害最廣泛、最嚴重的室內空氣污染。

近年來科學家大聲疾呼嚴防三手煙，及室內、車內嚴格禁煙，基於下列原因。

1）對不吸煙的人們產生危害。影響更為廣泛和巨大。

2）三手煙殘留時間久長，危害更長期。研究顯示，三手煙在房間和車內留存的時間竟達 2 個月，在織物中可存在 19 個月，通風後也如此！

3）研究表明，幼童對三手煙更為敏感，不僅出現免疫系統和血細胞的變化，甚至可能增加成年後肺癌發生率和嚴重程度。

最近有關「吸煙防癌」的不實謠言，將在本冊 Part 5 p.212 中討論。

② 複合高危因素之二：吸入性 PM2.5 固體懸浮顆粒

PM2.5 顆粒物通過呼吸進入呼吸道，提高呼吸系統疾病的發病率和死亡率。會引發氣管炎、哮喘等呼吸道疾病，也是哮喘和老慢支反復發作的重要原因。PM2.5 顆粒中有 50% 會沉積在肺中造成肺部硬化，粒子帶入的多環芳烴等化合物是致癌物質，可以引起肺癌。

PM2.5 被確認為一級致癌物。其粒子帶入多個致癌性物質，如多環芳烴和鎘、鉻、鎳等重金屬，可以引起肺癌等惡性腫瘤。

PM2.5 顆粒可顯著增加心血管疾病的發生率和死亡率，如冠心病、心肌梗死、心衰、心律失常、中風等，尤其是對老年人危害更大。

PM2.5 還可成為病毒和細菌的載體，為呼吸道傳染病的傳播推波助瀾。

PM2.5 在進入母體後，可能會影響胎兒的發育，產生一系列的不良生殖問題。有報告説，歐盟國家中 PM2.5 導致人們的平均壽命減少 8.6 個月。

③ 複合高危因素之三：吸入性氣體污染物

WHO 資料表明，因室內吸入性氣體污染物引起死亡人全球每年高達 400 萬以上。有毒室內污染物吸入對於人體的危害是多方面的：致癌，誘發兒童白血病，引起呼吸系統疾病，使得內臟和組織受損，免疫力下降和胎兒發生畸形等。主要有四大殺手，分述如下。

1）氡（radon）：存在於水泥、砂石、花崗岩、天然大理石中。是一種無色無味的放射性惰性氣體，長期吸入後，對呼吸系統造成輻射損傷，引發

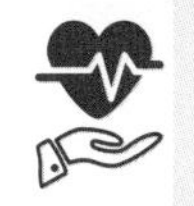

肺癌。在許多國家中，氡是肺癌的第二種最重要病因。氡的排放長達十多年，所以有些使用含氡材料的舊房子在裝修翻新時更要警惕。

2）甲醛（formaldehyde）：主要來源於使用黏合劑的人造木質板材和傢具，還有貼牆布、牆紙和化纖地毯、泡沫塑料內。甲醛是一種基因毒性物質，具有強烈氣味。吸入後，會出現慢性中毒，發生呼吸道和血液疾病。甲醛屬於一類致癌物，可以引發血癌、淋巴癌、鼻癌等。

3）TVOC（total volatile organic compounds）：室內有機不穩定氣態物的總稱，有近千種之多。室內 TVOC 中大部分來自室外（車輛運輸燃料燃燒等）。室內 TVOC 主要來自煤氣和天然氣等燃燒產物，還有吸煙、採暖和烹調等煙霧，以及建築和裝飾材料、家用電器、傢具、清潔劑等。TVOC 也屬於一類致癌物。

4）苯（benzene）：主要來自室內裝修用的塗料、木器漆、膠黏劑及各種有機溶劑。苯發出一種芳香的氣味，讓人失去警覺，悄悄中毒。長期吸入能導致造血障礙。苯的揮發性大，容易擴散，吸入或皮膚接觸可以使得大量苯進入體內，會引起急性和慢性苯中毒。導致造血障礙，侵害神經系統。苯也列人一類致癌物清單中，是白血病發生的一個重要因素。

④複合高危因素之四：肥胖

判定肥胖最簡單的方法是使用體重指數（body mass index，BMI）。

先計算：BMI = 體重（公斤）÷ 身高（米）的平方

健康體重：18.5 ～ 24；超重：24 ～ 28；肥胖：28 以上。

肥胖症已明確為冠心病的首要危險因素，可增加冠心病死亡率。體重過高是糖尿病、高血壓、血脂異常、動脈粥樣硬化、高尿酸血症、骨關節病、骨質疏鬆、睡眠呼吸暫停綜合症、脂肪肝、支氣管哮喘等的重要危險因素

調查表明，肥胖者的發生結腸癌及直腸癌遠遠高於體重正常者。女性肥胖者患乳腺癌和宮頸癌的危險增加三倍，患子宮內膜癌的危險增加了七倍，易引發不孕。男性肥胖病人前列腺癌的危險也明顯增加。

不過超重的讀者也不必緊張。最近丹麥哥本哈根大學科學家一項長達40年針對十多萬人的研究表明，BMI 超重的人相比過輕、健康和肥胖三類人，更為長壽。研究提示：1）並非越瘦越好，年齡較大略有超重不是壞事；2）超重的部分指肌肉，不是脂肪；3）從青中年開始進行增肌的訓練和運動很

有必要；4）體重無法區分增減的是肌肉還是脂肪，所以 BMI 不是一個理想的指標。

⑤ 複合高危因素之五：飲酒

酒精在進入身體後，絕大部分通過肝臟代謝。長期攝入過多酒精導致肝臟負擔過重，功能受損，易引起酒精肝，不及時控制，會發展成肝硬化、肝癌。

常喝酒傷害味蕾，食慾不振、厭食。引起口腔癌、咽喉癌的幾率大大增加。酒精會損傷胃黏膜，誘發胃病。男性長期喝酒，使精子畸形率增加，活力降低。酒精讓大腦皮質出現萎縮，導致大腦功能異常和意識障礙等。

酒精引起嗜睡、判斷力減退，導致精神錯亂、行為出格，甚至發生事故意外和違法犯罪。

不少人認為，適量飲酒有益於心血管健康。最近美國華盛頓大學研究的結果顯示，飲酒是導致死亡的重要原因。中老年人中，特別在患癌症病人中，經常飲酒比不喝酒的，死亡風險明顯增大。飲酒帶來的益處與其毒性相比微乎其微。全球每年有 60 萬人死於飲酒。

⑥ 複合高危因素之六：加工肉製品、中式鹹魚和醃製食品

加工肉製品，如火腿、香腸、牛肉乾，以及肉類罐頭等，以及中式鹹魚被列為一類致癌物。國際癌症研究機構（IARC）稱，每天食用 50 克（長期進食）的加工肉製品，患結腸癌的風險會增加 18%。肉類在經歷醃漬、煙熏、烤製、高溫烹飪等加工工藝處理後，會產生苯並芘、雜環胺、亞硝胺等致癌物。

中式鹹魚和蔬菜、果脯食品在醃製中，內含的亞硝酸鹽能與醃製品中蛋白質分解產物胺類反應形成亞硝胺，亞硝胺是一種強致癌物。

亞硝酸鹽能透過胎盤進入胎兒體內，通過乳汁進入嬰兒體內。6 個月內嬰兒對亞硝酸鹽較為敏感，會造成組織缺氧，皮膚和黏膜出現青紫斑。有研究表明，5 歲以下兒童發生腦癌的危險度增高，與母體經食物攝入亞硝酸鹽量有關。

如果進食多量的醃製食品，攝取大量亞硝酸鹽，可使血管擴張，血液中血紅蛋白的鐵被氧化而不能與氧結合，產生氧化血紅蛋白血液病，導致急性中毒，嚴重可致死。

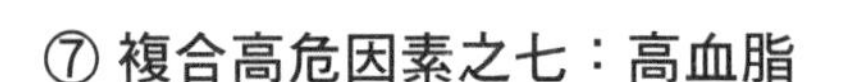

⑦ 複合高危因素之七：高血脂

血脂水準過高可以直接引起動脈粥樣硬化、冠心病、胰腺炎等。高血脂會引發脂肪肝、肝硬化。高血脂與高血壓和糖尿病關係密切。高血脂會形成大量自由基，損傷細胞功能，加速人體衰老。

⑧ 複合高危因素之八：高血糖

血糖很高會導致脫水、高滲狀態、電解質紊亂及酮症、酸中毒。

長期的高血糖會使全身各個組織器官發生病變，導致急慢性併發症的發生。如腎功能受損、神經病變、眼底病變、心腦血管疾病、四肢血管病變等。

⑨ 複合高危因素之九：X 光照射過量

醫學上的 X 光檢查輻射屬於危害性較大的電離輻射。偶做 X 光檢查，輻射的能量較低，人體會通過新陳代謝的方式進行修復，不必緊張。X 射線檢查對人體損傷有累積效應，照得越多，危險性越大。

沒有必要做 X 光檢查，不必強求去做。

有必要做時，盡可能選擇輻射量較小的項目，比如能用 X 光檢查的時候就不用 CT 檢查。避免短時間內多次重複拍攝。

兒童、少年對於 X 射線比較敏感，年齡越小越敏感，會影響生長發育，不可把 X 光檢查列常規檢查項目。

孕婦在妊娠期要儘量減少 X 光照射次數。否則可能導致流產、胎兒畸形、腦部發育不良。

⑩ 複合高危因素之十：性行為不當

性行為不當，包括：性生活過早、過頻，性伴侶過多、過濫，婚外性行為等，以及陰莖有包皮垢，宮頸陰道有慢性炎症，宮頸有糜爛、宮頸人乳頭狀病毒（HPV）感染等，還有同性性交沒有防護措施、初產年齡早、多次流產等。

它們是宮頸癌的高危因素，還是多種性病的發病原因。後者將在《知看病真相》一冊中再述。

2-04 扶正——助升五位體內元神

☆ 正盛邪自祛，扶正和祛邪為一體的正反二面。生命的正氣和元神就是千百萬年進化而成的生命力。本課介紹五支自衛部隊是組成生命力的精華。免疫力為全軍之精鋭主力。自癒力是一種與生俱來的恢復能力。炎症反應也是對外邪的防禦反應。植物神經不聲不響地調控內臟器官，必要時動員千軍萬馬應對外患。體內正常菌群雖非正牌軍，但在扶正中功不可沒。

1. 免疫力：主力軍

在《知人體真相》那冊的Part 2中，我們知道，免疫力擁有淋巴細胞（特異性反應）和固有免疫細胞（非特異性反應），二支部隊，互幫互補，快速反應，層層設防。又配備有對付外敵的大殺器：免疫球蛋白、補體、細胞因子，火力猛烈，精準打擊，置敵死地。

作為抵禦外敵（應對外來病源體入侵）的國防部隊，又是平定內亂（發現並清除體內產生的異物，包括癌細胞）的安全部隊，免疫力被譽為自衛的主力軍，位居體內五位元神之首。

助升免疫力的努力，科學家沒有輕忽，其中最偉大的成果便是免疫疫苗接種，而不是自稱「提高」免疫力的千百種保健品。免疫疫苗接種是助升體內免疫力十分巧妙而且非常有效的方法，是當今世界公認的預防控制傳染病最有效的手段。有三方面的應用價值。

① 免疫疫苗預防疾病

用減毒、滅活等方法處理病菌、病毒，使得它們沒有毒力或毒力很小，製作成疫苗，接種到健康人體內。人不發病，但是卻能夠誘發自體免疫力，產生特異性抗體，可以抵禦同一類病菌和病毒的入侵。

長期的研究和臨床使用表明，有極佳的預防感染性疾病的效果，也有很高的安全性。嬰幼兒時期是接種預防性疫苗的密集期，父母頻頻帶孩子去相關單位接種各種疫苗，決不可嫌麻煩。

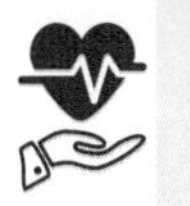

② 免疫疫苗消滅疾病

疫苗不僅降低接種者對該病的發病，如果這種疫苗應對只感染人的疾病時，也有可能完全消滅該病的病原體。

如長期施逆人類的天花，我國清代十位皇帝中居然有四位曾患此病，其中順治和同治直接死於天花，康熙與咸豐雖然僥倖撿回性命，臉上卻留下了麻子。推行天花疫苗接種後，1980 年 5 月世界衛生組織正式宣佈全球根除天花。

③ 免疫抗血清治療疾病

把有些毒素和病原菌以小劑量、多次注射到兔、馬體內，慢慢加大注射量，一定時間後動物體內會產生特異性抗體。從它們身上取得免疫血清，如抗毒、抗菌或抗病毒血清。這類血清（如狂犬病血清、腺病毒血清等）中含大量抗體，在發生這些感染後儘早注入人體後，人體就可獲得免疫力，可以使得不發病或病情減輕，被稱為被動免疫。這與直接接種疫苗後自身產生抗體（主動免疫）不一樣。

健康人血液中提取的丙種球蛋白，也屬於這類製劑。免疫抗血清主要為治療目的，而免疫疫苗則用於預防。

2. 自癒力：常備軍

貓和狗如有小傷口，舔舔後很快止血，傷口兩三天就癒合了。壁虎、蜥蜴和螃蟹等即使掉尾或斷肢都可以自身再植。大自然賦予動物一種神奇的能力。

人類也能夠依靠自身的內在力量，修復組織、器官的缺損，擺脱疾病，稱之為自癒力（self healing power）。這是一種生來就有的維持生命健康的能力，是體內防衛力量中一支常備軍，依靠遺傳而獲得。比如斷裂骨骼自行接續，黏膜自行修復，皮膚、肌肉及軟組織自行癒合，免疫系統自動殺滅入侵的微生物或消滅癌變的細胞⋯⋯。

古代醫學不發達，就是靠這種自癒力，人類生命才能夠在千變萬化的大自然中延綿繁衍。傳統中醫説，正氣充盈，百病不侵，就是自癒力的道理。

完成自癒重任以免疫系統、神經系統和內分泌系統為主。人的自癒力除了抵抗致病原的免疫力外，還有排異能力、癒合能力、再生能力、內分泌調節能力、應激能力等。體內健康一旦出現問題，自癒力，我們自己常備的這位醫生立即工作，調整人體各種功能，應對疾病或疾病的先兆。

人體有一類病稱為自限性疾病（self limiting disease）。它們自行發生發展到一定程度就自動停止，逐漸恢復並痊癒。如一般傷風感冒、病毒感染、水痘、玫瑰斑疹、亞急性甲狀腺炎、輪狀病毒腸炎等。應該都是自癒力這支常備軍默默無聞的工作。

自癒力的強弱主要受自身生命力的直接影響，可以向正反兩個方向變化。有些日常自己使用的傳統治病方法，其實都屬於助升自癒力：如通過減食和停止進食的方式恢復消化道機能；如通過發熱的物理方式輔助殺滅致病微生物；如嘔吐、腹瀉以排出消化道的毒物；如咳嗽以排出含很多病原體的痰液等。

降生起，體內這位名叫自癒力的醫生坐堂待命。結識這位醫生，學會聽從他的健康指令，使用好他的體內藥房，在益壽養生中助升這支寶貴的常備軍。

3. 炎症：先頭軍

炎症（inflammation）就是所謂的發炎，是人體對於刺激的一種防禦反應，表現為紅、腫、熱、痛等。炎症有感染性和非感染性兩種。本課說的是前一種。

通常情況下，炎症是有益的，是人體的自動的防禦反應：如一定程度體溫升高，使機體代謝增強，促進抗體的形成，增強吞噬細胞的吞噬功能和肝臟的屏障解毒功能；如細菌感染所致急性炎症時，外周血白細胞計數明顯升高，單核吞噬細胞系統細胞增生，都是機體的防禦反應；如以血管系統為中心的一系列局部反應局限並消除損傷因子，同時也促進受損組織的癒合。

不過，炎症過頭，也可以威脅病人的生命。此外，特殊部位或器官所發生的炎症可造成嚴重後果。

近期美國斯坦福大學醫學院科學家發現一種炎症因子——前列腺素E2。在肌肉損傷後，它能啟動負責修復損傷的肌肉幹細胞，促進肌肉再生。

4. 植物神經：網絡軍

植物神經以神經網絡形式分佈於內臟、心血管和腺體，心跳、呼吸和消化等重要活動都受它的調節。在《知人體真相》的 Part 2 中已有介紹。植物性神經可分為交感神經系統和副交感神經系統。兩者之間相互拮抗又相互協調，如同陰與陽那樣統一對立的關係。主要內臟器官都有交感和副交感神經雙重支配。在局部上兩者對同一器官的作用通常拮抗；在整體上兩類神經的活動又互相協調。

交感神經的活動比較廣泛，副交感神經的活動比較局限。當機體處於平靜狀態時，副交感神經的興奮佔優勢，有利於營養物質的消化吸收和能量補充，有利於保護機體。當處於外敵入侵緊急狀況時，交感神經的活動加強，調動許多器官的潛力，提高機體適應能力，應對外界的急劇變化，維持內環境的相對穩定。

以下列四個主要系統的器官功能為例，看兩類神經互相拮抗的調節作用。

① 心血管系統

交感：心律加快，收縮力增強，冠狀動脈舒張——增強增快心臟搏動；

副交感：心律減慢，收縮力減弱，冠狀動脈輕度收縮——減緩減慢心臟搏動。

② 呼吸系統

交感：支氣管平滑肌舒張——增加空氣出入；

副交感：支氣管平滑肌收縮——減少空氣出入。

③ 消化系統

交感：胃腸平滑肌蠕動減弱，分泌減少，括約肌收縮——降低胃腸活動；

副交感：胃腸平滑肌蠕動增強，分泌增加，括約肌舒張——增強胃腸活動。

④ **泌尿系統**

交感：膀胱壁的平滑肌舒張、括約肌收縮——貯尿；

副交感：膀胱壁的平滑肌收縮、括約肌舒張——排尿。

5. 益生菌：雇傭軍

正常人體一些地方，寄生並存在著不同種類和數量的活性微生物，以細菌為主。正常情況下，它們對人類無害，故稱為正常菌群（normal flora）。其中有一部分對人體還有益，稱為益生菌（probiotics）。

① **益生菌三類**

長期宿生於人體內，又對人體長期有益的細菌，主要有三類：

1）乳桿菌類：如嗜酸乳桿菌、乾酪乳桿菌、詹氏乳桿菌、拉曼乳桿菌等；

2）雙歧桿菌類：如長雙歧桿菌、短雙歧桿菌、卵形雙歧桿菌、嗜熱雙歧桿菌等；

3）革蘭氏陽性球菌：如糞鏈球菌、乳球菌、仲介鏈球菌等。

② **其他菌三類**

1）乳酸菌：一類能夠利用糖類代謝產生乳酸的菌類。成千上萬種乳酸菌中只有極少幾種被證實對人體有益，比如優酪乳中的嗜熱鏈球菌、保加利亞乳桿菌。但作用一時性，較弱，並不能在腸中定植。所以乳酸菌不能與益生菌劃等號。

2）中性菌：腸道中還存在中性菌，如大腸桿菌和腸球菌。它們在正常狀況下對人體有益，一旦失去控制或者移到其他部位則對健康有害。

3）有害菌：腸道內還躲藏了一些可能致病的有害菌，如沙門氏菌、綠膿桿菌、金黃色葡萄球菌。

③ **益生：維護生態平衡**

益生菌主要宿於腸道和陰道。通過獨特的方式維護體內環境生態平衡。

1）拮抗作用：主要一些厭氧菌在營養競爭中處於優勢，並通過自身代謝來改變環境的 pH 值或釋放抗生素，對其他的菌群有生物拮抗的作用，產生生物屏障，抑制外來有害菌的生長。

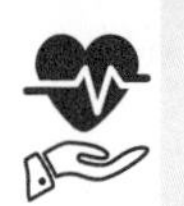

2）營養作用：正常菌群參與生物體的物質代謝與轉化，如蛋白質、碳水化合物、脂肪及維他命的合成，膽汁的代謝、膽固醇的代謝及激素轉化等。

3）免疫作用：正常菌群的抗原刺激可以使宿主產生免疫，從而減少了本身的危害。實驗表明，菌群誘發的自身免疫過程具有抑癌作用。

④ 扶正：避免菌群失調

微生物、人體與外環境之間在正常條件下處於相對平衡，有許多因素可導致生態失調，主要表現為菌群失調，即正常菌群在種類和數量上已偏離了正常的生理組合，從而對宿主產生不良影響。

菌群失調可分三種類型，扶正的目標是避免和糾正菌群失調。

1）可逆性失調：宿主患病或採取醫療措施所造成的暫時性菌群的種類和數量的失調。當失調的外部因素去除後，便自然恢復正常。常見的情況是採用廣譜性抗生素導致菌群失調，停藥後一週內恢復正常。

2）比例失調：一些慢性感染或炎症使得正常微生物菌群的種類和數量的比例偏離正常範圍，表現為慢性過程並且不可逆，失調原因去除仍持續不變。如慢性腹瀉，便秘，牙周炎等。

3）菌交替症：在抗菌藥或其他因素影響下，正常菌群成員消失，有害的暫居菌或外襲菌佔優勢，而引起宿主生病。如長期應用廣譜抗生素時的二重感染。

2-05 安檢——重視常規健康體檢

☆ 在似乎平靜的機場進行安檢，成為防衛隱患的常規措施。在好像健康的平時做常規健康體檢（routine physical examination），是生命關卡的安檢口和健康狀況的安全門，對疾病的早發現早治療厥功至偉。重視體檢，為養護生命多建一道安全防線，十分必要。為何做體檢？何時需體檢？何處去體檢？如何選項目？如何懂報告？這是本課回答的五個問題。

1. 為何做體檢？

人體生老病死，經歷量變到質變六個時期，在本冊 2-02 中已有介紹。

在第一期健康期，沒有疾病。

在第二期基本健康期或亞健康期，還沒有生病。

在第三期疾病前期或潛伏期，病變只限於分子和細胞水準，自己還感覺不到，沒有症狀。

即使在第四期疾病早期，也可能因症狀輕而感覺不到，或沒有關注到。

由此可知，在上述四個期都可能被誤為沒有健康問題的時期，特別在第二、第三、第四期，可能已經發生健康問題，甚至患病，但是沒有預警或沒有察覺到症狀。在這些時期和狀況中，過一過安全門，做一做全身的安檢，有可能「從雞蛋裡挑出骨頭」。事實證明，很多疾病的早期發現早期診斷都源於體檢。毫無疑問，定期常規體檢是益壽養生、維護健康的一項不可或缺的自衛之道。

2. 何時需體檢？

體檢要定期做，也要及時做，處於下列三類情況時，務必記得，抓緊去做健康體檢。

① 處於下列自身問題

1）在較大的心理壓力和思想困惑中，如事業受挫、家庭變故、親人意外等。

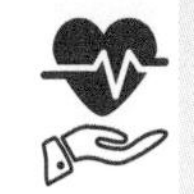

2）在學業和事業中付出很大體力、腦力、精力，心力交瘁。

3）知曉家族可能有一些遺傳傾向疾病，如高血壓、糖尿病、腫瘤等。

4）工作在十分惡劣環境裡，如高溫、酷寒、接觸有害氣體和有害物質等。

5）受到高危因素的嚴重影響下，如長期吸煙、酗酒、肥胖等。

② 處於下列客觀時機

1）最近五年或以上「沒有進過醫院」。

2）結婚前和準備生育前。

3）接近退休或剛退休下來。

4）確定處於更年期。

5）公司提供定期體檢，不要錯過機會。

③ 處於下列特殊狀況

1）確定自己已經接觸到某個可能致病的病原體或因素。

2）自己感覺到明顯不適，但弄不清哪個部位或哪個系統有問題。

3）平時正常的生活、習慣、愛好忽然發生了明顯改變，但難以控制。

4）確定家人患有某種可能傳播的疾病，自己有可能受到傳播。

3. 何處去體檢？

把臨床正規醫院下屬體檢部門與專職體檢機構作一些比較，僅作參考。

其一，體檢主持人以臨床經驗豐富的醫院醫生為好。

其二，體檢結果最終由臨床醫師彙集，作出分析和提出建議，或可能建議後繼檢查，再作定向的進一步診斷。正規醫院佔優勢。

其三，體檢後，如何實施後繼性檢查和進一步診斷，正規醫院更便捷。

其四，體檢時實驗室和操作儀器設備的醫技人員的臨床經驗也重要。專職體檢機構大量接觸的是健康正常人，臨床醫院卻天天處理著大批病人。

其五，萬一出現問題或糾紛，正規醫院有較強的處理能力和應對流程。

4. 如何選項目？

① 以套餐選擇

體檢部門有一些項目不一、價格不同的套餐，可以選擇適合自己的套餐。

② 以自身狀況選擇

結合需要，增加相關項目。

1）經常吸煙者定期做胸部 X 光或 CT 檢查。

2）肥胖者定期檢查肝臟和頸動脈超聲波。

3）酗酒者應定期檢查口咽部、肝臟。

4）乙型肝炎病毒攜帶者應定期檢查肝炎免疫指標和血清甲胎蛋白。

③ 以性別選擇

1）20 歲開始女性每年做一次宮頸細胞學檢查。

2）30 歲開始女性要特別注意乳腺檢查。

3）40 歲以上女性應每 1 ～ 2 年做一次乳腺超聲波、鉬靶和婦科檢查。

④以年齡選擇

1）40 歲後中年人（尤其吸煙者）每年做一次胸部 X 光或 CT 篩查，還有胃蛋白酶檢查、幽門螺桿菌檢查。

2）40 歲以上男性和女性每年做一次肛門指檢。

3）50 歲以上男性每年應做前列腺特異抗原檢查和超聲波。

4）60 歲以上長者每年可以選做下列項目：

＊ 腫瘤標誌物的檢測

＊ 甲狀腺功能指標測定

＊ 血鈣、血磷、鹼性磷酸酶和血甲狀旁腺激素測定

＊ 骨密度檢查

＊ 眼科和眼底檢查

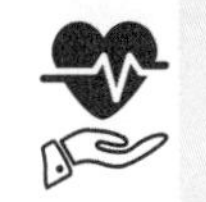

5. 如何懂報告

化費不少精力完成多個項目，但體檢沒有結束，報告帶來的後繼流程十分重要：讀懂、做完、前行。

① 讀懂體檢報告

仔細讀《總檢報告》、《主檢報告》或《結果及建議》。這是體檢報告的小結，大多在體檢報告頭二頁。讀懂它就對體檢結果心中有數了。讀懂其內容，大致可有下列三步走：

第一步，讀報告列出的主要陽性（異常）結果，包括在體檢和檢查的內容中。以這幾項「陽性結果」為綱要，翻頁到後面各項檢查報告中，再細細看一下有關這幾項陽性檢查的詳細敘述；

第二步，把這幾項檢查的「陽性結果」與上一次體檢報告做一項對一項的比較，可以發現兩者有沒有不同，到底變好或變壞；

第三步，一般由體檢部門職位最高的臨床內科醫生寫下《總檢報告》的內容，這是十分重要的評估和建議，必須認真閱讀和理解。

② 做完建議的事

必須按照《總檢報告》的醫生建議，一條條去做。結果和建議中有三種不同的狀況，按輕重緩急自行處理。

1）紅色警報：發現嚴重疾病的信號（如肺部結節要排除肺癌，如大腸多發息肉需作摘除等），必須立即看病診療。

2）黃色警報：有些問題，但不大（如脂肪肝，如前列腺增大等），需要擇期再查複檢。

3）藍色警報：與之前的檢查報告相比，沒有改變，或者有變化但不明顯（比如血糖在正常範圍內偏高、如血壓偏高），需要長期關注，要按照建議在日常生活中有所改變。

③ 前行健康之路

體檢項目僅僅選擇了有限的一些項目，各項檢查又有局限性。本次體檢正常不能為以後的健康打保票，也不代表未來永遠正常。所以只有每年至少進行一次常規體檢才能防患於未然。

此外，體檢報告顯示的健康問題，很多並非去醫院看病或吃藥治療可以解決的。還是要立足於益壽養生，注意改變日常生活中的生活方式，一如既往地關注自己身體，不可輕忽。

把日常體檢作為維護健康的安檢關卡，為養護生命又設一道安全防線。

2-06 特檢——定制高危人群篩查

☆ 除安檢之外，有一些特殊人群必須做出特別的檢查，特檢是安檢的補充和拾漏，成為一道消除隱患的特需防線。同樣，除了常規健康體檢外，對於各類高危人群，定制的特別檢查是篩查，即做一、二項簡單易行的醫學檢查項目。篩查比常規體檢方向更明，意義更重，價值更高，功效更大。目的為了防患於未然。本課介紹十五類高危人群和常見疾病的篩查項目。

篩查（screening）是對於有各種特別狀況的各類特殊人群（高危人群），擇期做一些特定檢查。篩查不同於常規體檢，是一種特別的體檢。篩查項目指一、二項簡單易行、有針對性的、價值肯定的檢查項目。目前廣為開展的篩查大多針對癌症。不過，篩查僅是一種初步措施，對篩查檢驗陽性或可疑陽性者，必須進一步進行檢查，直到確診。

下面分別介紹十五類高危人群和常見疾病的篩查項目。

1. 肺癌篩查

① 高危人群

年齡超過 55 歲；長期持續吸煙史（30 年中平均每天吸煙一包，或者 15 年中每天吸煙兩包）。

② 篩查項目

1）低劑量肺部斷層掃描（LDCT）；

2）如無條件，可以胸部 X 光檢查；

3）痰細胞測試以確定是否存在異常細胞。

2. 胃癌篩查

① 高危人群

年齡在 40 歲以上人群中，有下列狀況：

1）居於胃癌高發地區，如我國的西北與東部沿海地區；

2）幽門螺桿菌感染；

3）患有萎縮性胃炎、胃潰瘍、胃息肉、手術後殘胃、肥厚性胃炎、惡性貧血等疾病；

4）胃癌患者的一級親屬（父母、子女、兄弟姐妹）；

5）存在胃癌其他風險因素，如高鹽和醃製食物、吸煙、重度飲酒等。

② 篩查項目

最有效的還是胃鏡檢查（gastroscope），必要時活組織檢查和鏡下超聲波檢查。目前磁控膠囊胃鏡也是一種可供選擇的篩查方式。

日本與中國同為全球兩個胃癌大國，但日本胃癌治癒率很高，主要在於早篩查。日本每年共有 1500 萬人做胃鏡檢查，有高達 12.5% 國民進行了篩查！

3. 肝癌篩查

① 高危人群

中老年人，40 ～ 60 歲，男性多，有下列狀況：

1）居住乙型肝炎流行的地區；

2）乙型肝炎或丙型肝炎患者；

3）不潔飲食者，如食用霉變、油炸或煙熏肉類食品，飲用不潔水等；

4）有肝癌高發家族史者，以共同環境生活。

② 篩查項目

1）B 型超聲檢查最為常用；

2）血清甲胎蛋白檢查，還有 DCP（異常凝血酶原）檢查。

4. 大腸癌篩查

① 高危人群

1）一級親屬有大腸癌病史；

2）以往有腸道腺瘤（腺瘤性息肉）史；
3）飲食結構不合理，高脂肪，低纖維素的飲食易致病；
4）長期吸煙或者肥胖，年齡大於 50 歲的人也屬於高危人群；
5）黏液血便、慢性腹瀉、慢性便秘、慢性闌尾炎史及精神創傷史。

② 篩查項目

1）糞便隱血試驗是簡便的早期篩查；
2）肛門指檢方式簡單；
3）結腸鏡（colonoscopy）及活檢檢查有確診價值。

5. 乳腺癌篩查

① 高危人群

1）肥胖者，經常攝取高脂肪或高動物性脂肪；
2）有乳腺癌家族史；
3）未生育或未哺乳者；
4）初經在 12 歲以前，停經過晚（如 55 歲以後）；
5）常使用激素用品，使用更年期激素替代治療。

② 篩查項目

二項都做，有互補效果。

1）乳腺鉬靶 X 光攝影（mammography）目前是首選的影像學檢查方法；
2）乳腺超聲檢查（ultrasonography of breast）。

③ 基因檢測

普通人不必作為篩查項目，遺傳性乳腺癌只佔 5 ～ 10%。

參考美國臨床腫瘤學會建議，有以下四種情況之一的女性才考慮基因檢測：

1）有兩位以上的一級親屬（指父母、子女以及兄弟姐妹）患乳腺癌，並至少有一位一級親屬患有卵巢癌；

2）有超過三位一級親屬在 50 歲之前診斷為乳腺癌；

3）有兩位姐妹在 50 歲前診斷出乳腺癌或卵巢癌；

4）有一位一級親屬患雙側乳腺癌、雙側卵巢癌或同時患有乳腺癌和卵巢癌。

6. 宮頸癌篩查

① 高危人群

1）多個性伴侶，或性伴侶另有多個性伴侶；

2）性伴侶的性伴侶患宮頸癌；

3）有早期性行為；

4）曾經患有或正患有生殖道 HPV 感染；

5）患有其他性傳播疾病者：

6）有免疫缺陷病毒感染；

7）正在接受免疫抑制劑治療；

8）吸煙、毒癮者。

② 篩查項目

人乳頭瘤病毒（HPV）是宮頸癌的病因，但是 HPV 感染不一定引起宮頸癌。最佳篩查是做 TCT+HPV，使用專門採樣器採集子宮頸細胞樣本。

1）宮頸細胞學檢查（液基薄層細胞檢測，thinprep cytologic test，TCT）；

2）HPV 檢查。

7. 鼻咽癌篩查

① 高危人群

1）EB 病毒（皰疹病毒）感染已被證實為鼻咽腫瘤高危因素；

2）居於鼻咽癌高發地區，如廣東、廣西、福建等，而且年齡超過 40 歲者；

3）有鼻咽癌家族史；

4）長期抽煙喝酒；

5）長期不良飲食習慣，如醃製食品；

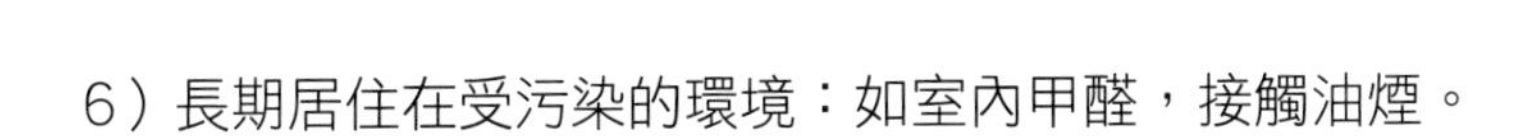

6）長期居住在受污染的環境：如室內甲醛，接觸油煙。

② 篩查項目

90% 以上的鼻咽癌細胞都有 EB 病毒感染

1）多項 EB 病毒抗體聯合檢測；

2）血液中的 EBV 病毒 DNA 檢測。

8. 高血壓篩查

① 高危人群

1）超重者體質量指數（BMI）為 24.0 ～ 27.9，或肥胖者 BMI ≥ 28；

2）有高血壓家族史（一、二級親屬）；

3）長期高鹽膳食；

4）長期過量飲酒；

5）年齡≥ 55 歲；

6）發現血壓高值在收縮壓 130 ～ 139 和 / 或舒張壓 85 ～ 90。

② 篩查項目

每半年至少正規測量血壓一次，提倡家庭血壓測量並記錄。

9. 腦卒中（中風）篩查

① 高危人群

具有高血壓、血脂異常、糖尿病、房顫或瓣膜性心臟病、吸煙史、明顯超重或肥胖、缺乏運動、腦卒中家族史等八項中有三項或以上者。

② 篩查項目

以篩查危險因素為主：

1）血糖、血脂、體重、高齡、吸煙等；

2）腦血管情況，主要進行無創的頸部血管彩超和經顱多普勒超聲（TCD）；

3）必要時再做核磁共振、CT。

10. 糖尿病篩查

① 高危人群

1）年齡 ≥45 歲，超重或肥胖，以往曾有血糖異常史；

2）親屬中有糖尿病病人；

3）血脂異常者；

4）患高血壓和 / 或心腦血管疾病者；

5）年齡超過 30 歲的妊娠婦女，有妊娠糖尿病史，或曾分娩體重大於 4 公斤嬰兒者，或有不能解釋的滯產者，或有多囊卵巢綜合症的婦女；

6）體力活動明顯減少者；

7）使用一些特殊藥物者，如糖皮質激素、利尿藥等。

② 篩查項目

1）空腹血糖（GPG）；

2）糖化血紅蛋白（HbAlc）；

3）餐後 2 小時血糖（P2hPG）。

11. 柏金遜病篩查

① 高危人群

1）老年人群；

2）腦力勞動負擔重；

3）40 歲以下，性格急躁，常自覺壓力重；

4）有過頭部外傷，患過腦外傷，包括突發意外或頻繁受輕微頭部撞擊；

5）經常接觸毒物的人群，包括使用和接觸殺蟲劑、除草劑等；

6）直系親屬患有柏金遜病。

② 篩查項目

頭部的 CT 或者磁力共振；

12. 兒童青少年期肺結核篩查

① 高危人群

青少年（中、小學生）均處發育階段，身體免疫力低，自我保護意識差。而學校又是人群高度集中的場所，相互接觸密切，容易受到結核病的傳播。

② 篩查項目

結核菌素皮膚試驗（PPD 試驗）簡便易行。結核菌素皮試陽性不能簡單地認為患結核病，還要做進一步檢查。

結核菌素皮試陽性除了可能目前正在患結核病之外，還有下列幾種可能：

1）可能曾經感染過結核菌但未發病；

2）可能曾經生過結核病，現在已經痊癒了；

3）可能曾經接種過卡介苗，因為結核菌素皮試不能區別卡介苗接種和結核桿菌自然感染所致的免疫反應。

13. 胎兒畸形篩查

在《知人體真相》4-01 中強調：優生第一要素是防止畸形胎兒出生。及時發現胎兒畸形，必要時終止妊娠。

① 需檢人群

高齡產婦；有家族遺傳史；不良孕產史；生活環境接觸有害物質較多的孕婦。

② 篩查項目

超聲檢查。第一次在懷孕 11 ～ 14 週，第二次在懷孕 18 ～ 24 週。

14. 胎兒唐氏篩查

唐氏綜合症（Down Syndrome）是由染色體異常而導致的疾病。出生後有明顯的智慧落後、特殊面容、生長發育障礙和多發畸形。

唐氏篩查是唐氏綜合症產前篩選檢查的簡稱。檢測母體血清中甲型胎兒蛋白、絨毛促性腺激素和游離雌三醇的濃度，並結合孕婦的年齡、體重、孕週等，運用電腦精密判斷出孕婦懷有唐氏症胎兒的危險性。

15. 新生兒遺傳性疾病篩查

在嬰兒出生後三天採取臍血或足跟血，用快速、敏感的實驗室方法對新生兒的遺傳代謝病、先天性內分泌異常以及某些危害嚴重的遺傳性疾病進行篩查。

篩查項目一般包括五種遺傳病：聽力缺陷、先天性心臟病、先天性髖關節脫位、先天性甲狀腺功能低下、苯丙酮尿症。除此之外，家長可根據需要選擇其他的新生兒遺傳代謝病篩查項目。

2-07 複檢——做好健康問題待查

☆ 經過體檢、篩查後，醫生有時會給你「待查」（to be investigated）或「複檢」的意見。其真實意思是，對於健康問題目前無法下結論，需要進一步隨訪。大致表示兩種狀況：檢查仍在進行；問題有待觀察。也就是説，過一段時間之後再複查，以便得到肯定的結論。這是自衛防線中又一關卡。本課簡單介紹經常遇到的十二種待查，容易被人疑為癌症。

醫生提出待查，大致基於三方面考慮。

其一，健康問題目前還無法作出明確判斷。如肝功能生化指標略有升高，但是沒有發現原因和其他病症。需要過一段時間複查，或做進一步其他檢查。

其二，一些病理變化的表現可能只是暫時的，過一段時間會好轉或惡化。如結腸鏡檢查發現結腸有多發性息肉，病人被要求過一段時間再複查，擔心息肉癌變，當然也可能沒有癌變。

其三，病變目前不需要治療，或無法治療，只是觀察。如發現較小的良性肝臟囊腫，目前不需手術或治療，靜觀其變，必要時再作處理，需要做較長觀察。

待查是體檢、看病中步步求證的過程，「先懷疑後驗證」是待查的重要方法。不管醫生還是檢查報告的作者，不放棄任何懷疑，隨後小心求證，最後做出確定的結論，是科學的負責態度。

在益壽養生中，待查也為自己設置又一道健康安全的自衛防線。我們對於待查的攻略是：

第一，當作是自身防衛的一個正常進程，目前既然還是「無病」狀態，不要恐懼，有病查清，無病最好；

第二，即便在某一健康問題上有疑惑，也不掉以輕心，慢慢去查，堅持查清；

第三，根據醫生的待查要求，按時複診、複檢，直到搞清楚。

待查複檢也常常讓人心煩、害怕，特別這個待查項目與癌症有關。下面簡單介紹容易遇到的十二種疑為癌症的待查。知道一些基本知識，搞清楚弄明白它們的來龍去脈，可以減少困惑，懂得如何應對待查。

1. 佔位性病變待查，不一定癌症

佔位性病變是醫學影像診斷學中的專用名詞，一旦出現在「待查」的檢查報告上，令受檢人心跳加快。弄明白其中的意思很重要。

1）並非惡性腫瘤的代名詞：佔位指被查部位發現一個多出來的東西，使得周圍組織受壓、移位。佔位性病變屬於泛指的形態變化，不涉及疾病的病因和性質，更不是惡性腫瘤的代名詞。

佔位性病變根據性質不同可分為惡性佔位性病變和良性佔位性病變。惡性主要包括癌、肉瘤等。良性主要包括血管瘤、細胞腺瘤、局灶性結節性增生等。

2）對於人體的危害：佔位性病變對於人體的危害除了取決於其性質（惡性或良性）外，還與發生部位和大小（對臟器造成壓迫）有關。如顱內佔位性病變導致顱內壓增高，如肝、胰佔位引起阻塞性黃疸等。

3）定性和定位診斷：對於佔位性病變的待查，首要定性診斷，即弄清良性還是惡性；其次進行定位診斷，即弄清大小、壓迫部位。最常用的檢查手段是 CT、核共振、超聲波，必要時應用動脈血管造影或手術探查。

2. 頸部腫塊待查，不一定癌症轉移

頸部腫塊有先天性、炎症性和腫瘤性三大類，其中炎症性為多。

急性淋巴結炎是常見的頸部腫塊，發生快，有明顯疼痛和壓痛，容易鑒別。

先天性頸部腫塊常見的有囊腫、瘻管、血管瘤等。

最令人擔心的是頸部無痛性腫塊，因為大部分腫瘤性頸部腫塊是無痛的。對於無痛性頸部腫塊的判斷，臨床上可以通過下列四步來排除腫瘤性。

1）詳細詢問：一般病史以天計算，炎症居多；以月計算，警惕腫瘤性；以年計算，先天性為多。

2）頸部觸摸：腫瘤性多表現為無痛、質地偏硬、活動度差。

3）輔助檢查：超聲波、CT 可以進一步瞭解。

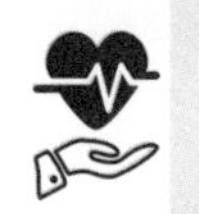

4）穿刺活檢：如果仍難判斷，必要時可用細針穿刺活檢，以明確診斷。但所取組織少，不易確診，有時不得不切開活檢。

3. 扁桃體新生物待查，不一定淋巴瘤

扁桃體是一對扁卵圓形的淋巴器官，位於口咽外側壁的扁桃體窩內。通常所說的扁桃體指齶扁桃體。扁桃體新生物與腫大有時難區別。

扁桃體慢性炎症導致的腫大，在孩童多見。扁桃體新生物大多為良性的，常見有乳頭狀瘤，囊腫等。

扁桃體淋巴瘤是一種惡性腫瘤，以非霍奇金淋巴瘤多見。有頸部多部位淋巴結（包括扁桃體）腫大。其早期沒有特異性症狀，容易誤為慢性扁桃體炎。所以有下列狀況即去耳鼻喉科就診，必要時隨訪待查：

1）40 歲以上長期吸煙者有咽部不適或咽痛進行性加重；

2）吞嚥有異物感，或吞嚥有困難；

3）發現一側扁桃體腫大，在短期內迅速增大；

4）扁桃體腫大且表面不光滑，或伴有潰瘍、糜爛。

4. 肺部結節待查，不一定肺癌

所謂肺結節，指影像檢查中發現小於 3 厘米的肺部點狀陰影，有時一顆，有時幾顆。常常在體檢時無意間發現，通常並沒有任何症狀。一聽到有肺結節，大眾最擔心：會不會肺癌？

首先，肺結節大多可能是良性肺腫瘤、感染（結核菌、霉菌、細菌），或過去肺部發炎後的局部纖維化。

是良性還是惡性？除了考慮有抽煙習慣或肺癌家族病史外，還可根據以下三方面進行來判斷。

1）結節大小：

* 結節愈大，風險愈高。臨床資料顯示，小於 0.5 厘米、0.5 ～ 1 厘米、大於 2 厘米三種肺結節，惡性腫瘤發生率分別為 0 ～ 1%、6 ～ 28%、64 ～ 82%；
* 一般建議 0.5 厘米以下，先追蹤觀察；

* 不到 1 厘米，則在 3 ～ 6 個月後再做一次 CT 觀察結節的變化；
* 1 厘米以上的結節，建議進一步檢查，切片確認診斷，或直接手術切除，再做病理檢驗確認。

2）影像的特徵：惡性腫瘤的邊緣形狀大多較不規則。有些肺結節看起來霧霧的、淡淡的像棉絮狀，醫學上稱為磨玻璃狀病變（見下），惡性的可能性比較高，但也不一定。

3）追蹤期間的變化：如果在追蹤期間發現結節變大、或是影像比以前更「充實」了，肺癌的可能更大一些了。

5. 肺部磨化狀病變待查，不一定肺癌

磨玻璃影（ground glass opacity，GGO）在胸部 CT 表現為密度輕度增高的雲霧狀淡薄影或圓形結節，像磨砂玻璃，所以叫磨玻璃影。但是即便如此，也不一定是肺癌。

1）GGO 彌漫生長或聚集局部：一般而言，前者多屬於良性病變，後者有惡性可能。

2）動態 CT 鑒別 GGO 良性或惡性：

* 有明顯分葉、空泡、胸膜凹陷征或明顯實性成分，提示惡性病變可能；
* 隨訪過程中病灶消散或明顯縮小，考慮炎症反應可能；
* 隨訪過程中，病灶增大，密度變實，提示惡性病變可能。

3）局灶性 GGO 變成肺癌很慢：

* 惰性表現，生長緩慢；
* 需要隨訪至少 3 年；
* 如果病灶變大變實，多數是早期肺癌，微創手術能夠根治。

6. 腸上皮化生待查，不一定胃癌

胃鏡下組織活檢的病理報告中如果出現：慢性萎縮性胃炎，腺體中度腸上皮化生。常常會令人緊張，因為有人認為這是癌前病變。

1）腸上皮化生是一種病理學改變：在胃鏡檢查中大約 10% 可見到腸化

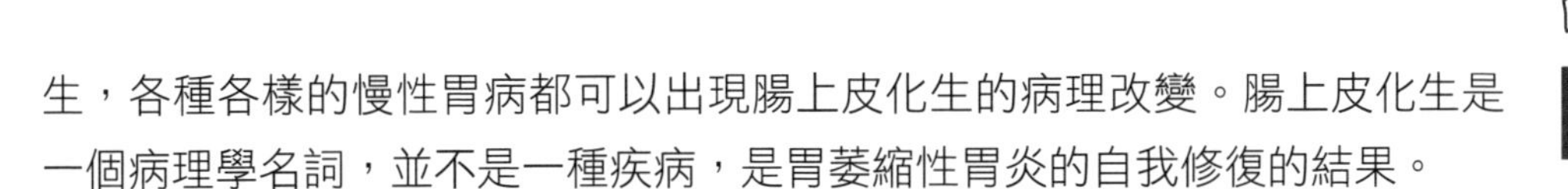

生，各種各樣的慢性胃病都可以出現腸上皮化生的病理改變。腸上皮化生是一個病理學名詞，並不是一種疾病，是胃萎縮性胃炎的自我修復的結果。

2）腸化生過渡到胃癌十分漫長：正常胃黏膜→慢性淺表性胃炎→慢性萎縮性胃炎→不完全小腸型腸化→不完全大腸型腸化→異型增生→早期胃癌→進展期胃癌。

3）及早識別和干預：統計顯示，腸化生最終發生癌變的概率為 5%。在持續多年的癌前變化過程中，如能及早識別，及早干預，就能防止胃癌的發生。

4）治好萎縮性胃炎：腸上皮化生和萎縮性胃炎相伴而行，治療好萎縮性胃炎後，腸化生也隨之減少。為了阻斷胃癌發生，必須積極治療萎縮性胃炎（等於治療了腸上皮化生）。

7. 膽囊息肉待查，不一定膽囊癌

膽囊息肉指膽囊黏膜內隆起的病變。一般無症狀，體檢中在超聲波下發現。膽囊息肉絕大部分是良性的。少數可能不斷增大，發生膽囊癌，也要警惕。

對於直徑小於 1 厘米的膽囊息肉，可以半年左右做超聲波檢查進行觀察。有下列情況，可以考慮手術：

1）息肉直徑大於 1 厘米；

2）息肉直徑小於 1 厘米，但是短期快速增大（增大 2 毫米以上）；

3）膽囊息肉合併膽囊炎、膽石症；

4）膽囊息肉的血供豐富。

8. 結腸息肉待查，不一定結腸癌

1）腸息肉是良性病變，惡變可成癌：腸息肉是腸黏膜表面上隆起性的良性病變，不是癌症。息肉生長到一定程度變成腺瘤，而腺瘤繼續發展可能成為大腸癌。80% 的結腸癌由息肉惡變而來，但是這個過程長達 10 年以上。

2）息肉大癌變可能大：結腸息肉大於 2 厘米，呈多發性，呈扁平或者分葉狀，則癌變可能性較大。年齡越大腸息肉的發生率越高，70 歲以上老人約有五成會出現腸息肉，其中有 10% 的息肉會惡變成癌。所以老人更要警惕。

3）結腸鏡是最好檢查手段：可以發現和治療結腸息肉，進而預防了結腸癌的發生。定期檢查結腸鏡十分重要。

9. 腎臟腫塊待查，不一定腎癌

在體檢中發現腎臟腫塊的人越來越多。但是受檢者反應二極：要麼，不當一回事；要麼，認為為生癌，急於手術。

腎癌是個冷面殺手，早期幾乎沒有什麼症狀。一旦發現血尿等，疾病已經發展到一定程度。所以 90% 以上的腎癌病人都是在體檢中無意發現。超聲波對腎癌的檢出率很高，可以發現 1 厘米左右的腫塊。加強 CT 可以發現 0.5 厘米的腫塊。

不過，我們必須知道，腎臟腫塊不一定是癌症。

1）單純性腎囊腫：最常見的腎臟良性的病理改變。多見於老人。可單發或多發，一般只是在一側腎臟。影像檢查可以清楚看到囊性，中空或液體。

2）腎臟錯構瘤：一種良性瘤，屬於血管、平滑肌、脂肪瘤。3 厘米以下一般不必手術。

3）腎炎性腫塊：雖然以上發現的腎臟腫塊不一定是腎癌，但還是應當警惕。40 歲以上每年做一次腎臟超聲波，實屬必要。如有懷疑，進一步其他影像檢查。

10. 乳房腫塊待查，不一定乳腺癌

乳房腫塊是乳房疾病的常見體征，自體檢查和醫生檢查都會摸到。鑒於乳腺癌對女性的重大威脅，觸及乳房腫塊帶來的困惑是難免的。

女性的乳房本身就凹凸不平，許多婦女自體檢查到的「腫塊」其實只不過是正常乳腺凸起的區域，在月經來潮之前，這些塊會變得更加明顯更容易觸及。

有五種常見的良性腫塊。

1）急性乳腺炎：產後哺乳的產婦，特別是初產婦，乳房局限腫塊，邊

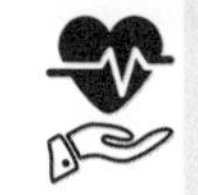

界不清，表面不光滑，活動性差，觸之疼痛，腫物表面紅腫，發熱。

2）乳房積乳囊腫：哺乳期發生的腫物，邊界尚清，無觸痛的腫塊，邊界較清。

3）生理性乳腺增生：週期性月經前期乳房脹痛，乳房摸到多個結節狀或腫塊，界限不明，可推動，月經後明顯緩解，腫物消失。

4）乳腺纖維腺瘤：無痛性腫塊，卵圓或橢圓形，形態規則，表面光滑，活動度好，與周圍組織分界清楚，質韌，多為單發，也可多發。

5）乳房脂肪瘤：肥大的乳房中發現，腫塊表面光滑，質軟，邊界清楚，觸之不痛。

遇到下列三種狀況要警惕。

1）不痛不癢更要注意：不少女性通常認為乳房腫塊疼痛問題很大，如果不痛不癢，就不當回事。其實越是不痛的乳房腫塊，越不能夠掉以輕心，更要引起重視。因為無痛的乳房腫塊恰恰是早期乳腺癌的特徵之一。

2）40 歲以上女性要關注：單發性小腫塊，無痛、質硬，表面不光滑，與周圍組織界限不清，不易被推動，乳腺惡性腫瘤可能性大。如果乳頭有單孔溢液，鮮紅血性溢液或淡清漿液性溢液，乳暈下方或周圍摸到腫塊，輕壓腫塊乳頭即有溢液，更必須進一步檢查。

3）摸不到腫塊也不能排除乳腺癌：觸及乳腺腫塊多數不是乳腺癌；摸不到腫塊，仍有可能患乳癌。

11. 甲狀腺結節待查，不一定甲狀腺癌

甲狀腺結節也可稱為甲狀腺腫塊，吞嚥時結節隨著甲狀腺上下移動。甲狀腺結節是臨床常見的病症，普通人群中甲狀腺結節發病逐年增高。最讓人擔心，是不是甲狀腺癌？臨床上必須判斷的主要問題也是分清良性或惡性。

1）良性結節佔多：甲狀腺結節 90%以上是良性結節。如超聲波報告單上只寫有結節，沒有寫出：有血流信號、包膜不完整、有鈣化點等，表示：良性居多。

甲狀腺良性結節可以見於：碘攝入量過高或過低引起的增生性結節性甲狀腺腫、炎症引起的甲狀腺炎、甲狀腺退行性變、自身免疫性等。

2）結節的單發、多發有別：甲狀腺結節可以單發，也可以多發。多發結節比單發結節的發病率高，但單發結節與多發相比，甲狀腺癌的發生率較高。

3）鈣化的微小、粗大不同：在超聲波檢查中發現甲狀腺結節伴鈣化，也是良性居多。但要注意，結節伴鈣化有下列兩種表現：

＊ 微小鈣化：沙粒、針尖樣微鈣化點，直徑 2 毫米以下，通常考慮惡性；

＊ 粗大鈣化：直徑在 2 毫米以上較大鈣化顆粒，或邊緣環狀鈣化，多良性。

12. 前列腺結節待查，不一定前列腺癌

在直腸指診時發現前列腺部位的硬結時，通常被稱為前列腺結節。

年輕人發現前列腺結節多為良性的前列腺炎。良性前列腺結節還可能為前列腺結核、肉芽腫性前列腺炎、前列腺結石等所致。

老年人發現前列腺結節首先考慮老年性前列腺增生。當然也有可能是前列腺癌，可以血檢前列腺特異性抗體（PSA）和前列腺超聲波。如果懷疑，過一段時間複檢。

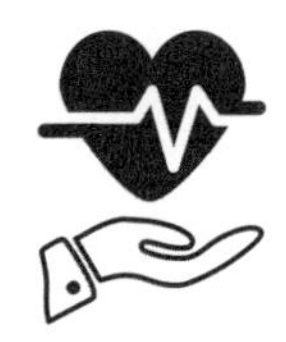

讀後提要

- 眼、耳、鼻、口、尿道、肛門、外陰和皮膚，是人體同外界交通的八個門戶，把守好它們，就組成生命自衛的第一道安全長城。
- 後腦勺、前額頭、太陽穴、頸動脈竇、頸椎、脾臟和睾丸、腹股溝，是人體最弱的命脈要害，嚴加防範和護衛，以免受傷、致殘，甚至送命。
- 外界危險因素如此之多，不知不覺中緩慢累積，進而致病，要弄清，要避免，要遠離，要控制，首先靠自己。
- 高危因素對於健康和疾病有肯定的影響，致病概率高，必須十分警惕，包括吸煙、PM2.5、氣體污染物、肥胖、飲酒、加工肉製品、醃製食品、高血脂、高血糖、X 光照射過量、性行為不當等。
- 生命的元神就是自身的生命力，由五支自衛部隊組成：免疫力、自癒力、炎症反應、植物神經調控和體內正常菌群。
- 常規體檢是生命關卡的安檢口和健康狀況的安全門，十分必要。
- 對各類有健康隱患和發病可能的人（高危人群），需要進行幾項簡單、有效的篩查，防患於未然。
- 對疑似健康問題卻難作判斷，進行隨訪、觀察和待查，直到搞清楚弄明白。

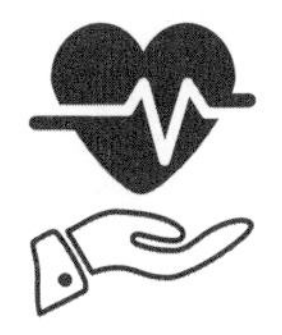

Part 3

悟靈之道：
純化向善的本性

3-01
靈的醒覺——尋覓夢中情人

3-02
靈的駕馭——本我、自我和超我

3-03
靈的本源——真善美

3-04
靈的把握——上帝發牌　必須拿著

3-05
靈的座標——把握當下　活在這裡

3-06
靈的密碼——何必擁有　快樂享有

3-07
靈的昇華——成仙作魔一悟間

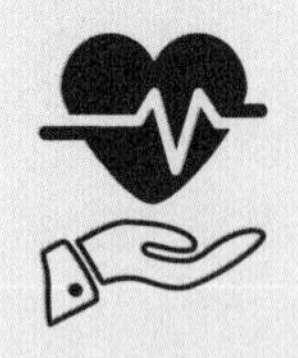

主要內容

靈是夢中情人，卻深藏不露。眾裡尋她千百度，從遠古到現代。博採眾長，在同識和歧見中收納有利益壽的正能量。

從人類大腦皮質進化和額葉功能發展，推測靈的成熟及形式。以本我、自我、超我全方位詮釋「我是誰？」進而明白，靈駕馭生命。

生命的意義基於靈性。不忘初心、堅守本性，發揚人性本善、向善。靈由真、善、美三江合流，源源不息，引領生命的健康。

人生最難把握的是命運的不確定性。不確定性也組成人生美好的一個側面，可以成為騰飛的翅膀。不管上帝發給你什麼人生牌，都必須隨遇而安，順天而行。

真健康的時空座標上有很多無法預知的盲點，提醒我們：懂得時日寶貴。人生只有現在時，活在此時，活在此地。

輸入人生鍵盤的靈的密碼是：快樂享有。擁有是佔有、取得；享有是享受、使用。人生一切東西不可能無限，都只有現時的使用權而已，在使用中享受、分享、共用。

自省並非舉手之勞。要發現自己、改變自己、戰勝自己。在靈的昇華中，守住法律與道德的規矩不做「魔」；摸住誠信與感恩的良心才是人；提升三觀超越自己能成「仙」。

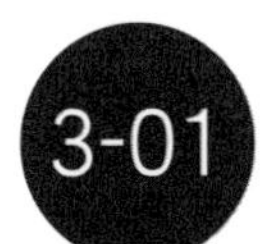

靈的醒覺——尋覓夢中情人

☆ 靈是夢中情人，卻深藏不露。眾裡尋她千百度：從遠古到現代，從宗教到學界，從意識到物質⋯⋯。對靈的說法有共識，也有差異，甚至大相徑庭。靈是什麼？來源何處？怎樣產生？住在哪裡？博採眾長，從同識和歧見中收納有利益壽的正能量。體念當初悉達多（佛祖釋迦牟尼）醒覺的心路歷程，懂得純化本性的第一步就是在人生歷程中醒覺，讓靈與生命同在。

1. 道家對靈的認識

道家修煉要達到一個狀態，叫做「形神意合境」。道家描述的形即外在形式，指身體；所說的意，則是內心的意識、心意；所謂的神，更多指直覺及本能，或者潛意識、下意識，很接近靈。

再看看道家的內丹學術語「精氣神」，後為中醫理論所用。精泛指構成人體生命活動各層次的有形元素，常為固體或液體狀態；氣指構成生命活動的基本無形元素，常呈氣體狀態；神指構成生命活動的各層次形態功能變化的活力。神又分為先天和後天兩種：識神是後天的神，它的作用是認知和學習；先天之神叫做元神，它是人本來的自我慧光。

莊子在《繕性》中推崇「以知養怡」，以質樸的本性處世；「和理出其性」，養出向善的本性來。

2. 儒家對靈的認識

儒家哲學不承認外在的絕對至高實體（上蒼、上帝）存在，但是肯定聖人的價值。聖人不是神而是人，「聖人境界」是每個人心靈的最高境界，處在不斷實現的過程之中。聖人是一個標準，就是道德、理性或本性，它來自宇宙本體。天（宇宙本體）在「天道流行」過程中，賦予人而為性，則變成心靈之本體，「天人合一」至高境界就是「聖人境界」。

3. 佛教對靈的認識

佛教原本否定靈魂與肉體劃分為二之想法。重視心的存在，並不視心、物二者之一方為不滅的實體，而認為心、物二者皆空。後來輪回轉生之說被佛教採納，致使輪回主體呈現出靈魂的色彩。

佛教傳入中國後，數度展開神滅不滅（有沒有靈魂）的爭論。一方認為，人死後宿於肉體之靈魂不會隨之死滅，而將繼續轉宿於另一肉體，而且人經三世，輪回於五道或六道中，必定身受善惡業報。另一方則否認三世、輪回報應和心神不滅，認為人死後心神也隨形體散滅。

4. 古希臘對靈的認識

人們將生命區分為兩個層面，一是古希臘文：pneuma，意思是氣、水、水汽、呼吸，後來形成英語：spirit，漢語譯為精神。另一個層面為：soul，漢語是靈魂的意思。

古希臘哲學家柏拉圖（Plato）及他的學生們認為，靈魂是單純不能加以分解的實體，它是理性的、純粹的一種精神世界。被圈入於肉體後要經過一個淨化的階段，靈魂會輪回轉世。這樣的看法逐漸成為日後西方民間中流傳的有關靈魂的基本概念。

5. 基督教對靈的認識

在《聖經：新約》中，靈 (spirit) 是人的生命力 (life energy)，非物質但有能力。靈雖眼不能見，但可借人內在靈命的各種外在表現來證明其存在。聖經說神是靈，意思是信徒與神的相交，必須透過人的靈才可以完成。

魂（soul）是指思想、心理或情感的層面，發揮理性或感性的功能，人能感覺，能思考理解，能有意志作決定。

靈可說是神賜予人的生命本能 (life principle），也可稱為做人原則；魂則是個人的生命表現 (resulting life)；而體是靈與魂所活動的生物體物質。

從知覺解釋靈、魂、體三者區別：靈是對「神或靈界」的知覺；魂是對「自我」的知覺；體是對「物質世界」的知覺。

儘管資料頗多，眾說紛紜，其實對於靈的解說，主要歸於下列兩大類。

6. 對靈的解說 A：自生自滅而且獨立特行的意識體

主要基於哲學、靈學的看法。

1）**能量場和電磁波構成的意識體**：靈是腦波活動所構成的自由意識體，本質上是一組具有生命能量的電磁波，脫離肉體的狀態下仍可憑其能量進行活動。靈是某種人們還不清楚和不可見的形式而存在的能量場。

2）**反物質或暗物質延伸的潛意識**：人類靈魂為反物質或暗物質對人類軀體的映射。靈魂以宇宙體的粒子狀態和反物質形體延伸了人類思維的潛意識。

3）**意識超越物質**：靈與物質世界是分離的，意識超越知覺和理解。

4）**與生俱來的原始生存衝動**：靈是與生俱來的原始生存衝動的「小我」或「私己」。

7. 對靈的解說 B：大腦高級活動使之長期固化的意識體

主要基於生命科學、腦科學的看法。

1）**靈的意義**：靈是依附於人體的一種自我意識體，是活體生命的組成之一，屬於思想、精神、道德等高級層面。

2）**靈的本質**：靈是大腦高級活動的長期產物，包含重要記憶和心智狀態融合一起，先存於大腦皮質下的海馬回，固化成意識後長期貯藏於大腦皮質額葉。

3）**靈的作用**：在大腦皮質前額葉（人類進化中最重要的部位）中相對不變和固化的意識體，對於心（情緒）和身（身體），通過直接或間接的形式充當總指揮的角色。

8. A和B解說的異同

	對靈的解說 A	對靈的解說 B
靈的本質（同）	一種高級意識體，但是真相有待探索	
靈的意義（同）	屬於思想、精神、道德等高級層面	
靈的作用（同）	主導身和心的活動	
靈的產生（異）	特立獨行，自生自滅	大腦長期高級活動的產物
靈的來源（異）	獨立，與生俱來的	祖先傳承＋個人經歷＋社會影響
靈的貯存（異）	暫時依附人體	在大腦皮質前額葉
靈魂和轉世（異）	相信存在	大腦活動的錯覺

9. 夢中情人在哪裡

靈的科學研究有待深入，真相有待發現。儘管眾說紛紜，不過，本書仍從生命、健康、益壽出發，博採眾長，為了在同識和歧見中收納正能量。

不可否認，生命中靈既是一個無法回避的必然組成，又是一個觀察健康本源的極佳視角，更是一個經營真正健康的重要力點。

為現代社會的功利和人性的淪喪，人們歎息了多少年？於是到處找，找道德，找信仰，找情操，找與人為善，找慈悲為懷，找高風亮節……。從現在找到過去，從你找到他，獨獨沒有找自己，夢中情人原來就在我額眉深處。

鄧麗君的歌：在哪裡，在哪裡見過你？你的笑容這樣熟悉，我一時想不起。啊，在夢裡，夢裡夢裡見過你，甜蜜笑得多甜蜜。是你，是你，夢見的就是你！

——甜蜜的人，甜蜜的事，在夢裡。美好的靈，美好的靈性，在我身上，在我生命之中！

尋尋覓覓終發現：夢中情人多麼美好，多麼甜蜜；夢中情人就在我自己身上；「夢中情人」現在就在，沒有離開，只是需要喚醒。——它就是我的靈！

科學發展是人類認識事物的動力，人們總是從不知到知，從知少到知多。相信科學終有一天會全部揭開靈之謎。

10. 悟靈始於自我醒覺

為什麼找不到？因為靈睡了，其實我自己睡了，使得靈成為了夢。要做的第一件事：喚醒靈，讓自己從昏昏欲睡中醒覺，甚至從酩酊大醉中蘇醒。

文中採用「醒覺」的寫法，而不是「覺醒」，有三層意思：更為主動、自覺、積極的行為；並非一蹴而就，可以有個逐漸的過程；不單單醒過來，找到靈，更要覺悟到，理解靈。簡而言之，醒過來 - 覺悟到。

從尋覓至找到，從知道到理解，我們試著體念當初悉達多（佛祖釋迦牟尼）醒覺的心路歷程。

1946 年諾貝爾文學獎得主赫爾曼・黑塞（Hermann Karl Hesse）早在得獎之前就寫過一本小說《悉達多》。

書中描述一位家境優越的年輕婆羅門，雲遊苦修，寒暑三載，靈魂仍無法安寧。後來聆聽大師的教義，依然困惑。於是重新返塵，成了富商和情愛高手。雖然醉生在名利權情中，但是極度厭倦和空虛。後來因失去愛人和兒子，想在河邊結束自己的生命之時，他聽到生命之河的永恆聲音，從傷痛中醒覺。經過幾乎一生的追求，悉達多終於體驗到萬事萬物的圓融統一，所有生命的不可摧毀的本性，並最終將靈魂融入了永恆。

人不是先知先覺的，而必須在人生歷程中醒覺和感悟。梵文中佛陀（Buddha）的原意，即「醒覺者」。尋覓靈，喚醒靈，說到底是自我醒覺。醒覺是起點，靈在這裡，靈從這裡開始！

黑塞寫的悉達多這個人是誰？其實就是被尊稱為佛陀的釋迦牟尼，即後世被億萬人膜拜的如來佛。

3-02 靈的駕馭——本我、自我和超我

☆ 喚醒了「我」的本性後，如何純化？本課從人類大腦皮質進化和額葉功能發展，進而推測靈性成熟的發展及形式。在《知人體真相》中對於「我是誰？」有了初步認識。本我、自我、超我的精神分析學傳統理論全方位詮釋了「我是誰？」身心靈對比三我，似曾相識。靈性從完美的道德高度融入「我」的生命，一馬當先，成為在三我和身心靈三駕馬車中駕馭生命的領頭馬。

1. 皮質進化的三個真相

大腦新皮質是人類與地球上其他生物最大的區別，源於漫長的生物進化和大自然母親對人類的厚愛，表現為大腦在進化過程中的三個真相。

① 人新皮質的進化最為重要

靈長類動物也有新皮質，但面積小而且比較平滑。人類的新皮質面積大而且有很多溝回。人類進化過程中，大腦新皮質的進化是最重要的的一個環節。

② 人新皮質中三葉明顯增大

人腦與黑猩猩比較，小腦和大腦枕葉部分基本相等，丘腦和邊緣系統差別也不大。而明顯增大的地方是新皮質的顳葉、頂葉和額葉。

③ 人前額葉變得最大

前額頭後面那部分大腦新皮層區域為額葉，是靈長類生物進化中變化最大的部分。靈長類進化到人，大腦容量增加一倍。額葉不僅簡單增大，而是以比其他部分更快速度增大，在大腦中佔比急劇增加。大腦容量增加部分主要體現在大腦前額葉變得越來越大。

額葉變大也使得人外貌上有別於猩猩、猿類：人類有豎直飽滿的前額，

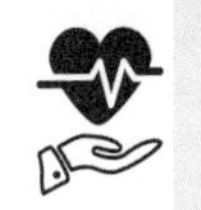

而猿類的前額低平傾斜；從發掘到的類人猿頭骨化石來看，越是早期前額越低平，越到晚期前額越高聳。

2. 額葉功能的三項發現

越高級的動物額葉面積越大：貓額葉只佔大腦皮質 3%，黑猩猩佔 17%，而人類佔比高達 30%。大腦科學的發展讓我們對於額葉的功能有了較為全面的認識。

① 總督腦

額葉特別是它的前部，人稱總督腦，是大腦皮質最高級的中樞。它擔負最高級的使命：構建計劃，形成概念，蘊孕思想，把握思維，操持情操，並以意識體作整體和全盤的保存。有人把它比作電腦記憶體的中心結構。

② 指揮腦

由額葉皮質會同運動皮質（驅動身體活動）、顳葉皮質（識別和判斷形態）、頂葉皮質（識別空間和位置）和枕葉皮質（綜合選擇和推斷出有用的資訊）另外四個辦公室，組成聯合司令部，成為人體和大腦的最高指揮中心。額葉是當之無愧的總司令。

③ 導師腦

額葉在大腦皮質聯合司令部協同下，在大腦其他部分充分配合支持下，完成方向性、全局性的大事。它不會分散精力去管理或處理那些常規進行的生命活動，或雞毛蒜皮的刺激反應。額葉是人類生命的導師，擔負的重任是：主導、指導、統領、引領、撥亂、控向等。

額葉擔負最高級的使命正是靈或靈性的所在。

額葉和靈性同為人類在自然進化中的產物，同為人類成為地球生物王者的主因，同為生命之所以無比高貴的本源。

因此，當有學者提出靈是額葉中的意識體，是駐於額葉的生命本性時，得到不少人的認同和深思。

3. 靈性成熟的三步發展

大腦額葉並非靈和靈性，不劃等號。兩者之間是物質與意識，是結構與記憶體。好比電燈發出光亮，好比電視播出劇碼，好比書本傳出思想。

靈性駐居額葉，經歷靈與身的融合，推測有三步發展進程。在《知人體真相》的 5-03 中已有敘述。

其一，未成年時，與生俱來的靈依附並顯示於逐漸成熟的大腦皮質。額葉到 18 ～ 20 歲左右成年時才進入相對穩定。靈性隨著成年，已經比較穩固地駐入生命。後天對於靈的充實在非成年時也已經開始。不過那時的靈主要還是與生俱來的那部分。

其二，成年時，後天固化的意識昇華並充實為靈。成熟、穩定的大腦皮質在成年後漫長的時間中，對於靈進行不斷充實、提升、固化。

其三，兩種來源的靈在融合和傳承中自由飛翔。隨年歲漸長，駐居於大腦的靈進一步互滲、融合。以相對穩定的基因形式可能部分傳承下代，也可因大腦功能衰老而受壓制。另一面，如繼續保持大腦的正常活動，那麼靈性將迎來自由飛翔。

4. 靈性融合的三種形式

由此可以推測，靈在體內有三種形式。

① 靈的共性

靈存於的額葉也是語言區域。人類的語言起源於群體成員之間交流，是一種集群行為的產物。

靈的本質可以看作是億萬腦神經細胞和腦神經元以突觸方式連接所產生的集群行為，也可以看作無數他人感知的集收、濃合和昇華。這是靈的共性。

靈性以相對穩定的基因形式傳承下代。當然與生俱來的靈性也可能是上幾代的傳承（有人認為上五、六代）。共性會多於個性。

② 靈的個性

隨著大腦皮質的成熟，成年後在自己漫長的經歷中，通過印象、心智狀

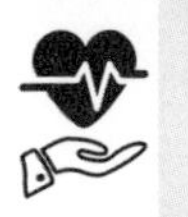

態、長期記憶、重複演練、固化意識、提取意識、糾正誤導等，建立了靈的個性部分，具有自身生活、工作正反經歷的鮮明個性。

③ 靈的融合體

出生到老去的人生長程中，共性與個性，先天與後設的靈性互合互融。這才是你生命中真實的靈或靈性。

以基因形式可能傳承給你下代的便是這個靈的融合體。這樣，代代相傳，代代充實，又代代融合，兼有人類共性又具個人特質的靈性，作為永久不息的正向意識體，組成人類生命的主要組分。

5. 感悟世界的三座橋樑

對於靈的認識中，已經提及了尋覓、醒覺、演練、修正、融合、飛翔等詞，歸為一詞便是感悟，或者悟靈。我們將在以後幾課中分題與大家分享。這裡先討論，悟靈作為認識世界的大腦重要活動，擔負了不可或缺的橋樑作用。

① 生物與社會的橋樑

人類離不開群體。生命來到這個世界，地球最高級的生物體接觸外界，認識人類社會過程中，靈是定位和導向的指路者，悟靈是人內在的生物性與外界的社會性不斷平衡和協調的橋樑。

② 先天與後天的橋樑

靈性有與生俱來的先天的原始部分，也有不斷醒覺，不斷修正，不斷飛翔的後天部分。二者通過尋覓、醒覺、演練、修正，相互影響、滲透，達到融合，成為一體。如此先天與後天交互作用，才產生了人類不斷進步的文明。

③ 科學與人文的橋樑

如何觀察和分析靈、靈性，有科學（腦科學家、心理學家等）和人文（哲學家、社會學家、歷史學家等）兩個不同的視角。它們不應當相互對立，甚至排斥。

同時從科學和人文來認識靈和靈性，把在大腦皮質各模組、神經元活動和化學物質釋放中發現的生物運作，納入人類社會、文化傳承和文明進步。各領域知識的整合肯定可以把對於靈和靈性的認識進一步提升。

6. 認識生命的三個自己

「我」是誰？精神分析學創始人奧地利心理學家西格蒙德・弗洛伊德（Sigmund Freud）提出了三個「我」駕馭生命的理論，創造性地詮釋了「我」是誰，以及靈如何融入「我」的生命？

① 本我（id）

人格結構中最原始部分，人類的基本需求，如饑、渴、性。為先天的本能、慾望，包括各種生理需要。

本我具有很強的原始衝動，需求產生時要求立即滿足。本我無意識、非理性、非社會化。本我只遵循享樂原則，即追求個體的生物性需求（如食物的飽足與性慾的滿足），以及避免痛苦。嬰幼兒時期是本我思想表現最突出的時候。例如嬰兒每感饑餓時即要求立刻餵奶，決不考慮母親有無困難。

② 自我（ego）

個體出生後，由本我中分化而成。出於本我的各種需求，如不能在現實中立即獲得滿足，就必須遷就現實的限制，並學會怎樣在現實中獲得滿足。

人格的心理組成部分，位於人格結構的中間層。其作用主要是調節本我與超我之間的矛盾，它一方面調節著本我，一方面又受制於超我。

自我遵循現實原則，以合理的方式來滿足本我的要求。現實原則暫時中止了享樂原則。由此，個體學會區分心靈中的思想與外在世界的思想。

③ 超我（superego）

人格結構中居於管制地位的最高部分。是由於個體在生活中，接受社會文化道德規範的教養而逐漸形成的。超我有兩個重要部分：一為自我理想，是要求自己行為符合自己理想的標準；二為良心，是規定自己行為免於犯錯的限制。

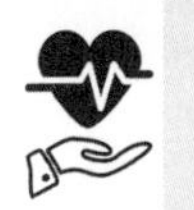

超我遵循道德原則，是道德化的自我，由社會規範、倫理道德、價值觀念等內化而來，是社會化的結果。

7. 駕馭生命的三駕馬車

本我、自我、超我分居人格結構下、中、上三層，分別代表人格一個方面：

本我，反映人的生物本能，按享樂原則行事，是原始的人；

自我，在客觀環境允許的條件下尋求讓本能衝動能得到滿足，是人格的執行者，按現實原則行事，是現實的人；

超我，追求完美，由完美原則支配，代表了人的社會性，是道德的人。

通常情況下，本我、自我和超我相互交織，形成一個有機整體，處於協調和平衡狀態，從而保證人格的正常發展。三個我如三駕馬車駕馭生命。如果三馬不協調，乃至衝突，就會產生心理障礙，危及人格發展，生命找不到方向。

行文至此，讀者會問，三我對比身心靈，似曾相識？本我，如同身體的生物原始功能；自我，等同於平衡體內外環境的心緒和心理；超我，則是引領並指導人生的靈性，即完美的本性。

超我遵循道德原則，發揮三個作用：一是抑制本我的衝動，二是對自我進行監控，三是追求完善的境界。與靈性何其相似。

在生命前行的人生大道上，身心靈三馬共馳，一馬當先，靈是領頭馬！

3-03 靈的本源——真善美

☆ 生命的意義基於什麼？靈，靈性。探索靈的源頭，挖掘靈的寶藏是本課悟靈的主旨。不忘初心、堅守本性，發揚人性向善。靈由真、善、美三江合流，源源不息，為生命注入正能量，引領生命的健康。真善美組成靈的統一體：真為前提，善是根本，美是結果。三者合一便成完美。與身、與心相比，靈簡單得多，不過並非唾手可得，善的本性需要不斷地純化，再純化。

1. 初心：本性

「不忘初心，方得始終」出自《華嚴經》，意思是：只有堅守本性信條，才能德行圓滿。

日本旅美著名禪師鈴木俊隆在《禪者的初心》一書中說：「做任何事，其實都是在展示我們內心的天性。這是我們存在的惟一目的。」

初心，原始的本性，最初的天性，一開始的信念，生命之靈的本來面目；

初心，質樸、簡單、真實，純純的，清清的，透透的；

初心，不受世俗影響，不受功利污染，不受各種習性的羈絆，對所有的可能敞開，隨時準備好去探索；

初心，初學者的心，自然而然地去瞭解自己，自由自在地去看待萬物的本然面貌；

初心，前行者的心，從零開始，人生從開始那一刻就順流而下，即使遇到阻礙仍奔湧向前，隨時接受，隨時捨棄。

說到底，初心便是生命之靈的本來面目。

2. 人性：本善

孔子認為有人性，但只是說「性相近」。孟子認為：人性善。他說：「人性之善也，猶水之就下也。人無有不善，水無有不下。」意思是：人性向善，就像水往低處流一樣。人性沒有不善良的，水沒有不向低處流的。「人之初，性本善」還出現在我國古代傳統啟蒙教材《三字經》裡。

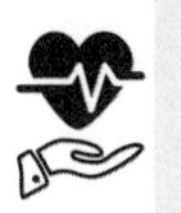

人性本善還是本惡？已經爭論了上千年。近期《科學》（《Science》）雜誌上發表了一項研究成果，很有啟發。心理學研究員在剛會爬的 24 位嬰兒面前用夾子掛毛巾，把書疊起堆。過一段時間後，研究員故意把夾子掉了，或把書堆碰倒。此時那 24 個嬰兒在幾秒鐘內，同時都手腳並用地表現出要幫忙的意願和動作。嬰兒的利他主義的表現證明了助人為樂是人的天性。

美國耶魯大學心理學家最近發現，三歲的孩子已經懂得揚善懲惡了。

在人類社會中，處處可以找到人性本善的證據。這些行為除了獲得自我滿足感，通常不會有任何實質回報。可見與人為善、助人為樂是人的本性。

令人驚訝的是，人類是地球動物中惟一具有利他行為的動物。雖然很多動物也會互相協作，但往往帶有實際目的，比如覓食，比如共同對付敵人。靈長類動物如大猩猩擁有更多一些人性。有報導，一個 3 歲男孩掉進大猩猩籠子裡，大猩猩親自把男孩遞出來。科學家在三、四歲大猩猩身上做上述同樣的助人的實驗。結果顯示大猩猩雖然也會幫助撿東西，但不像嬰兒那麼主動、急切。

有人問我：現實生活中為什麼出現善人受苦，惡人當道的事呢？

回答是：讓惡人成為惡人就是上天對他的懲罰；人為善，福雖未至，總會至；人為惡，禍雖未到，終會到。

在彌漫利己和功利的當今世界，為了避免人類因私利爭鬥，最終自己毀滅自己，本書不把精力多去論證心善心惡，而著力於宣揚心善，著力於光大和傳承心之善，心本善，心向善。

老子在道德經裡面說：天道無親，常與善人。老子所謂的善，並不單單是善良，而是更大的範圍、更高的境界：正確的，高明的，美好的。

3. 本源：真善美

人性本善，靈以善為本源。

靈由真、善、美三江合流，源源不息，為生命注入能量。

靈由真、善、美三個主軸，步步為營，為生命拓寬空間。

靈由真、善、美三把尺規，節節測量，為生命提升高度。

① **真為先**

1）**對外**：用真真實實的眼光，用實事求是的態度，看待和對待人、事、物。

2）**對內**：保持自我本真，保持純潔初心，活出真性情，率性而為，遂靈所欲，不說謊，不做假，不信饞，不傳謠，做真真切切的事情，過實實在在的生活。

② **善為本**

1）**公平**：趨利避害是人類得以生存的天性，本無可厚非，但須有度。公平是為人之根底，是善的起步門檻。利己，絕不損人利己；自利，絕不自私自利。堅持人與人之間的公平關係，嚴守誠信的信念，為別人考慮，和諧相處，平等共存。

2）**同情**：對他人的不幸遭遇產生共鳴，對弱者和長者關心，對正義者和受害者支持。同情心還要有同理心，換位思考，體會他人的想法，理解他人的感受，原諒他人的過錯，並站在他人的角度思考和處理問題。既是一種人道關懷，也是一種道德情操。

3）**大愛**：從小家擴展大家，由小愛延伸大愛，進入靈的最高境界。對他人，對社會，對其他種族，行善、慈善、施愛、援助、救急，以至傾力救人，捨己為人。不望成名，不需感謝，不求回報。大愛是人性的瑰寶，是靈性的光芒。

③ **美為悅**

美有三個層次，由淺到深分之，以人為例，分別是：外貌、氣質、心靈。

與人為善和大愛無疆是最高層次的美。

愛美，是人的本性。靈給予美的顯露是悅，即愉悅、快樂、幸福。

實驗證明，健康嬰兒既懂得欣賞美，也有很高的快樂感、幸福感。看來，人愛美悅，生來便有。

4. 寶玉、月亮和金箍兒

由不同視角來看靈，會有形象化的認識，下舉三例。

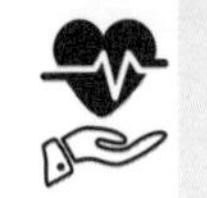

① 寶玉影形不離的通靈寶玉

生命組成中絕不可缺少。寶玉不慎丟失時靈性頓失，似乎靈魂出竅，失而復得後才恢復。

② 嫦娥日思夜想的月亮

人間再好的生活也動搖不了嫦娥奔月，嚮往真善美的理想。月亮必定是她前世今生的來源和歸宿。

③ 悟空頭上扣的金箍兒

沒有金箍兒，不念緊箍咒，悟空到得了西天嗎？取得到真經嗎？做人需要有規矩、有原則，還得有監督、有約束。靈是老天給我們的金箍兒：金光閃閃，十分珍貴；融合身心，難以分離；規矩方圓，不可逾越。

5. 靈並非唾手可得

靈、靈性、人性，作為人類的本性，有三個簡單的屬性：共同的（人類共有），獨特的（地球動物中唯一），與生俱來（先天帶來）。

老天早就為我們每個生命配置了靈，公平合理，無一例外，老少無欺。真善美組成靈的統一體：真為前提，善是根本，美是結果。三者合一便是完美。

與身的八大（或九大）系統，與心的七情六慾相比，靈簡單得多。不過並非唾手可得。悟靈是益壽永遠的功課，善的本性需要不斷地純化，再純化。

人生在避凶趨利的驅使下，好像總在不停爬山，奢望風光無限、一覽眾山小。忽然發現，山越來越陡峭，越來越擁擠，還要冒粉身碎骨危險拚命向山頂擠嗎？

靈好比我們腳踏實地的大地，我們曾經呱呱落下的大地，我們將來必然歸宿的大地。及時提醒自己：山頂有大地那麼寬嗎？不接地氣的生命還能健康運轉嗎？

如果嘗試著回過身往山腳下走，重新開始了靈的洗禮，繽紛鮮花朝你微笑，茵茵綠草融你心扉。當回到山腳下，大地母親把你迎入她博大的靈的胸懷，真善美讓你喜悅、快樂、幸福！

於是，覺醒繼續進行，初心重新搏動，靈性真善美的源泉滾滾奔流！

3-04 靈的把握——上帝發牌　必須拿著

☆ 人生最難把握的是命運的不確定性。大到世界末日和人類自相殘殺，小至生老病死，我們都無法掌控，甚至難以預知。不過，不確定性也是組成人生美好的一個側面，可以成為騰飛的翅膀。不管上帝發給你什麼人生牌，都必須隨遇而安，順天而行。人生唯一不變的就是一直在變。把握好靈，用兩把尺子來詮釋人生：其一，接受無法改變的；其二，改善可以改變的。

1. 地球的不確定性

百年來地球極端氣候的發生呈現上升趨勢，以地震為最，但有極大的不確定性。如美國西海岸聖安德裡斯（San-Andreas）地震斷層的南段，靠近洛杉磯、聖地牙哥等大城市。上次超大地震在 1680 年，即便按週期上限 250 年算，現已差不多「過期」90 年，但至今平靜。「南加州發生強震不是問題，發生在哪一天才是問題」筆者一位好友（南加州大學地震專家）如是說。

如荷里活大片《2012》中末日的始發地美國黃石公園，近年小震頻繁，地表隆起。這座超級火山過去 210 萬年中大噴發三次，最近一次在 64 萬年前。推算其大噴發週期約 60 到 70 萬年，似乎到期，但不確定。

地球誕生 45 億多年，已年過中年。5 億年前地球被太陽捕獲，產生自轉和公轉，有了陽光，出現生物。在未來的漫長歲月中存有多個災難的各種可能：溫室效應使地表溫度大幅升高；小行星碰撞；地球的海洋上升或消失；地球被推出太陽系，陽光消失；地球過度接近太陽，甚至被吞噬而毀滅；外星人攻擊地球……。

只說嚴酷的地震現實，目前全球前二十大城市居然有十個位於地震斷層附近。當地球發脾氣時我們似乎清醒，但是時過境遷，我們又遺忘了。

地球的不確定使得世界末日的的流言從來沒有停息過。

2. 社會的不確定性

人類世界的不確定性同樣讓人震驚。原來各國的核武器庫在條約下雖然

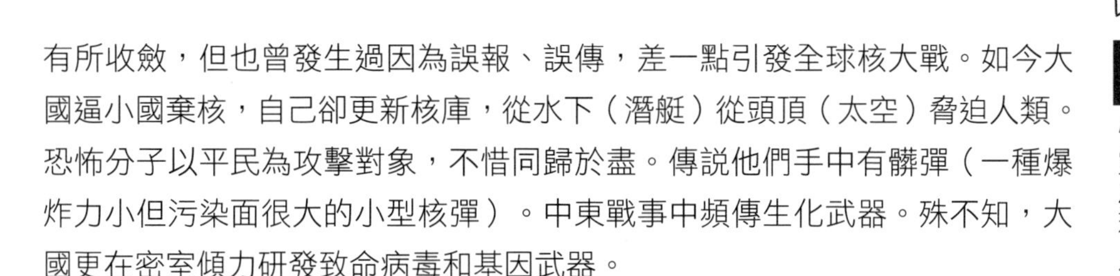

有所收斂，但也曾發生過因為誤報、誤傳，差一點引發全球核大戰。如今大國逼小國棄核，自己卻更新核庫，從水下（潛艇）從頭頂（太空）脅迫人類。恐怖分子以平民為攻擊對象，不惜同歸於盡。傳說他們手中有髒彈（一種爆炸力小但污染面很大的小型核彈）。中東戰事中頻傳生化武器。殊不知，大國更在密室傾力研發致命病毒和基因武器。

上有走向瘋狂的惡霸老大自我膨脹，下有早已瘋狂的拚命小子四處出擊，國際規則和民主法治形同虛設，握拳、踢腿、持刀、舉槍已成常態，當今人類社會危機四伏，人類命運共同體面臨崩潰！

三千多年前古印度史詩《摩訶波羅多》和《聖經》曾分別詳細描述了史前發生的殘酷戰爭中使用一種毀滅力巨大的殺器：飛彈爆炸，強光狂風，蘑菇大雲，平地大坑，人屋全毀，片甲無留。——我們會不約而同地驚呼：核武器，原子彈！

歷史記載給了我們推測的可能：

1）千萬年前的古人類（姑且這樣稱之）已經掌握高科技？

2）現代人類不一定是古人類傳承而來的同脈？

3）古人類的毀滅是爭權奪利、自相殘殺的最終結局？

歷史的教訓難道不值得世人警鐘長鳴嗎！

3. 人生的不確定性

同多變的地球災難和極不安定的人類社會一樣，人生起伏無法預知，生命變幻也難確定。

對於未來要發生什麼，我們常常捫心自問：有沒有？有什麼？做什麼？

大部分時侯的回答居然是：不確定，不可知，不能為！

確定性與不確定性是人生的二端。確定性是一種穩定的狀態，比如家庭關係、學歷經歷、工作能力、財務能力，健康狀況等。如果從投資角度來理解，就是投資項目的常規回報。

不確定性是一種可變的狀態：又可以細分為：一般不確定性和非常不確定性。

一般不確定性是一種有一定規律可循、有可能調控的可變性。比如戀愛婚姻、生男生女、職場升遷、人際關係、公司發展等。可以當作投資時的常規風險考慮。

非常不確定性是一種無法預料、突然發生的劇烈變化。比如婚變、災難、車禍、事故、患癌等。可以看成投資遇上金融危機。

4. 讓不確定性成為騰飛的翅膀

儘管不確定性將我們置於紛繁和危險中，但它也是組成人生美好的一個側面，也可能成為騰飛的翅膀。

因為不確定性，對未來我們抱有憧憬，懷著希冀，尋找機會，夢想從這裡升起。

因為不確定性，在風華正茂之年，我們敢去嘗試，無所畏懼，渴望來日的輝煌；在白髮蒼蒼之時，我們老有所為，老來行善，快樂分享今朝的人生。

因為不確定性，我們懂得不斷地割捨和放生，懂得不斷地選擇和反思，將不屬於自我世界中那部分剔除，而將最珍貴、最美好的那部分永遠留駐。

因為不確定性，必須選擇自己，相信自己，依靠自己，終究會明白：我有確定不變的靈，只要管控並調動好我的身和心，總有一天會到達幸福彼岸！

好像猴子攀高，一手緊握確定的樹枝，另外一手去試抓不確定的高枝，同時用兩個後爪穩定全身，這樣一路攀高，步步提升。

5. 上帝發牌必須拿著

美國第 34 任總統艾森豪威爾（Dwight David Eisenhower）當年去西點軍校上學前，母親給他的臨別贈言是：「發牌的是上帝，不管怎樣的牌你都必須拿著。你能做的就是盡你所能打好你自己手中的牌，求得最好的效果，人生也是如此。」這段話成為艾森豪威爾的座右銘，影響他一生。

1982 年出生時便沒有四肢的澳大利亞人胡哲（Nick Vujicic）不僅騎馬、打鼓、游泳、足球樣樣皆能，還戀愛、結婚，並在 2013 年有了自己的兒子。一個身體嚴重殘缺的男人活得多麼精采！他說：「人生遭遇難以控制，有些事不是你的錯，也不是你可以阻止的。你能選擇的不是放棄，而是努力爭取更好生活。」

胡哲既沒法挑選人體本身（父母決定的），也沒法挑選人生遭遇（老天決定的），但有一個健全的心靈（自己決定的）。他用來自心靈的巨大力量，

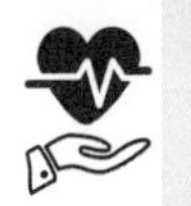

傾其所能放大身體與遭遇所激發出來的生命火花，把上帝發給他的人生牌，打得淋漓盡致。

上帝發出的人生牌你必須拿著，好好壞壞，千差萬別，已成定局，不必怨天尤人。不管上帝發給你什麼人生牌，都必須隨遇而安，順天而行。不管怎樣變幻無常，無論多少凶吉禍福，都應淡定從容。你唯一可做的是：義無反顧地手握上帝發的牌，坦然面對人生，勇於走好人生，笑著無愧人生。

6. 命是車，運是路，無常之中走好路

大乘佛教的《金剛經》四句偈語對「無常」作了這樣描述：「一切有為法，如夢幻泡影，如露亦如電，應作如是觀。」意思是：一切事物都如夢幻，如影如霧如電那樣不可琢磨，無常變幻。應當這樣看待世間一切，不要執著它而被束縛本性。

明白無常隨時存在，明白無常那麼迅速變動卻無法避免，不必因此而焦慮。不論現今享有多少名聲與財富，多少溫情與快樂，無常該到來時必會到來，或許頃刻間一切翻覆。

民間有無常二鬼的傳說，有黑和白之分，帶來災難或好運。是不是在暗示，在無常中災難或好運會赫然而出，兩種可能都有。

命是車，運是路，生命和命運如車與路。不管路怎麼樣，以後會怎麼樣，生命駕車上路義無反顧，路上多變命運無可回避。人生大戲必須由你當主角，作主自己，不必隨波逐流，一籌莫展。

常態就是正常的狀態。把無常引向常態，並不容易，可以嘗試。好比駕車上路，如何保持車速，又兼顧安全，力爭在無常中走好路：

1）搞清路況，維護好馬達、主機：把已確定的狀態，盡力優化，最大化；

2）備好燃料，備用輪胎：面對可以預料的風險，準備好解決的辦法，一旦發生，可以及時應對和處理；

3）安裝好安全氣囊：意外和車禍突然降臨，也能讓損失減到低點。

人算不如天算，不過人也是可以算一算的。人生唯一不變的就是永遠在變。我們要欣賞和享受風和日麗、鳥語花香，也要面對並接受電閃雷鳴、狂風暴雨。

7. 把握人生兩把大尺子

上帝的牌，好或不好，無法選擇；用或不用，用得好或用得不好，則由你定。每個人的一生，面對天，面對地，面對自己，對好多事物無法改變，也有不少事物可以改變。感悟世界的末日、社會的沉倫和人的未來，簡而言之，就是用兩把尺子來詮釋人生：其一，接受無法改變的；其二，改善可以改變的。

在規劃人生和確定方向時，首先要衡量這輩子自己不可能擁有的，以及可能擁有的。遇到大大小小的事和物，首先要分辨哪些是無法改變的，哪些是可以改變的。然後放棄我不可能擁有的，接受我無法改變的，同時運用我可能擁有的，改善我可以改變的。

道家始祖老子活到百歲，被唐皇尊為太上老君。他的「無為」和「無不為」的哲學思想，與「接受無法改變的，改善可以改變的」不謀而合，異曲同工。接受我們無法改變的，即有所不為；改善我們可以改變的，即有所為。

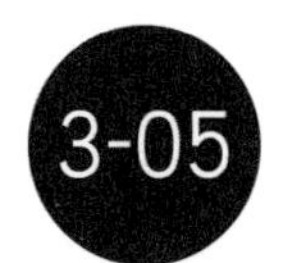

3-05 靈的座標——把握當下　活在這裡

☆ 健康本質的三維空間加上一維時間，真健康就上升為充滿生機的時空座標。從人的生長發育規律來看，健康有四個轉折期，要予以特別的重視。當今世界充滿太多不確定性，導致真健康的時空座標上有很多無法預知、不能確定的盲點，在提醒我們：懂得時日寶貴，人生只有現在時。把握確定的有限的生命，珍惜並享受現在一切，活在此時，活在此地。

1. 空間加時間：時空座標

在《知人體真相》中曾經用三維空間（X、Y、Z 軸）詮釋真健康的本源由長度、寬度和高度，即分別由身心靈、天地家和福祿壽組成，表明認識健康的視角的拓寬和理念的更新。不過，三維空間只是表示了事物（包括人的健康）處於的位置，是一種靜止狀態。

在三維空間裡加上一維時間共同構成的一個時空座標。三維空間有了時間的參與，成為四維時空，進一步體現事物的發展過程，才能成為一個活的體系和動的世界。如果再加上速度成為五維時空，更超越了物質和意識，進退到未來和過去。

離開了時間、速度的三維空間，是一個沒有生機的靜止世界；同樣，離開了以空間為參照的時間，也是毫無意義的概念。兩者的有效結合，才能夠決定一個事物或意識的來去，才可以知道它已經發生、或正在發生、或尚未發生的全方位場景。

2. 健康轉折期：四個大彎

從人的生長發育規律來看，生命有多個不同的時間段，見《知人體真相》的 Part 4。在生命全週期中身心靈的健康有四個坎，好像長河奔流時的大彎。這四個轉折期中真健康面臨挑戰，也是推動身心靈真健康特殊的時間位點，我們務必予以特別的重視和注意。

四個轉折期在身心靈各方面容易發生健康問題，始作蛹者是大腦皮質的成熟、激素調節的變化和內外環境的失調。四個轉折期也是益壽和悟靈的重要時刻。

① 妊娠期

指受精孕子在母親子宮開始發育到分娩前的這個生理時期，也稱懷孕期。

對於受精卵來說，這是生命的開始，無疑是一生健康的起步。預防胎兒單基因病和先天缺陷應是第一位大事。

對於母親來說，其實是發生在青春期或中年期的一個健康轉折期。多種激素的各種影響，及其帶來的危害，要依靠你自己配合醫生來克服。

② 青春期

一般來說，女性少年在 11 ～ 17 歲，男性少年在 12 ～ 18 歲是性成熟階段。研究表明，近年來人類性成熟的年齡提前了，不少人在 12 ～ 14 歲上下，歸因於營養充足以及自然環境、遺傳因素的作用。青春期指性成熟階段少年向成人的過渡期，從依賴走向獨立的過渡期，走向成熟而又尚未完全成熟的一個過渡期。

在這個過程中，身體上生長發育已趨成熟，心理上還在向成熟發展的過程中，變化大，危機重，期望多。心理障礙發生的幾率居於高位，如抑鬱症、恐懼症、性煩惱、性困惑等。

隨著大腦皮質額葉逐步長成，青春期靈性趨向穩定。但是以與生俱來的靈性為主，開始需要對於靈性進行後天的充實、加固和糾偏。悟靈，在思想意識、道德價值、人生追求等方面加強工作，把維護靈性健康置於一個優先地位。

③ 中年期

大約 30 歲之後，各器官功能開始有出現程度不一的緩緩衰減。中年期一般指35～50歲這段時期。人生的事業、工作、家庭、責任、收入、買房……許多重要任務都要在這一時期完成。這個時期，生理能力逐漸減退與心理能力繼續向上，相反而行，背道而馳，是中年人的身心特點。中年人常常壓力倍增，心力交瘁，在五十歲左右造成中年危機，甚至英年早逝。

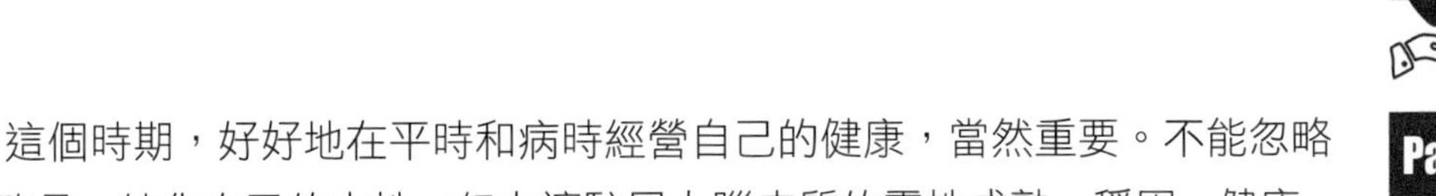

這個時期，好好地在平時和病時經營自己的健康，當然重要。不能忽略的任務是，純化自己的本性，努力讓駐居大腦皮質的靈性成熟、穩固、健康、向善。悟靈對於內外環境的再適應和生理心理的再平衡至關重要。

④更年期

女性多發生於 45 ～ 55 歲。部分男性在在 55 ～ 65 歲之間也會進入更年期，比女性晚。

中年到老年人體要經歷三大調整：

其一，以性激素減少為主的內分泌激素失衡和交感神經系統功能紊亂；

其二，工作、生活和心態、行為的大轉變和不適應；

其三，從原來名利、職場和本能的慾望中脱身，迎來靈性的自由飛翔。

在生理上，人體有自動適應和調整的能力。然而在心靈上，適應和調整必須依靠自身努力才能得以順利完成。

3. 健康不確定：把握確定

遺傳的規律和健康轉折期的規律使得健康問題和疾病發生，在時空座標上有一些大致的判斷和確定。

但是，當今世界充滿了太多的不確定性（地球、社會、人生），其中許許多多都可能導致了每個人健康的不確定性。舉例如下，大的有：

宇宙和氣候變化的不確定性；

地球和環境變化的不確定性；

病原體（特別病毒）基因突變引發傳染病惡性傳播的不確定性；

人類因發展經濟開採資源使得環境惡化的不確定性；

人類為利益爭鬥引發大小戰爭的不確定性；

經濟形勢導致生活和健康水準改變的不確定性；

政府功能缺失和衛生制度出錯使得整體醫療水準低下的不確定性……。

小的有：

人們對於健康重要性的認識的不確定性；

每個人健康素養高低不一的不確定性；

因先天和後天各種原因引起個體差異的不確定性；

危及健康和生命的意外和事故的不確定性；

健康服務疏漏和醫療技術出錯的不確定性；

藥品的毒副作用和治療手段的局限的不確定性……。

由上，我們可以知道，真健康的時空座標上有很多無法預知、不能確定的盲點。健康的不確定性在提醒我們：健康之路並非量身定制的軌道交通，保健不是一蹴而就的順風快車。我們要做的是：在不確定中把握確定。

4. 出生到老去：時日寶貴

存活指生命存在於世的生命現象，生是生命的開始。出生是生命的開始嗎？不。其實，億萬精子中那個最有能量活力、最具堅韌不拔的一位，在一個最為合適的時間節點，有緣與卵子幸福相結合的那一刻，才是生命的真正開始。

活著活著，時間悄悄地流淌，生命在發展中前行，腳步很快，感覺很慢：妊娠、出生、嬰兒、幼童、少年、青年、壯年。

活著活著，時間悄悄地流淌，生命在前行中衰老，腳步減慢，感覺很快：年輕老年人（60～74歲）、老年人（75～89歲）、長壽老人（90歲以上）。

黑髮成白髮，背直到背駝，才領悟到人生竟如此短暫。歌曲《時間都去哪兒了》深刻地表達了老人的酸楚和無奈：

時間都去哪兒了？還沒好好感受年輕就老了。

生兒養女一輩子，滿腦子都是孩子哭了笑了。

時間都去哪兒了？還沒好好看看你眼睛就花了。

柴米油鹽半輩子，轉眼就只剩下滿臉的皺紋了。

與出生相反的是老去。生和逝為生命的始終二點，組成了壽命，也是生命的一維時間。時日寶貴，益壽的第一目標是延長生命的一維時間，但是不僅僅如此。

5. 生命有限期：抓緊有限

年幼時翻日曆，喜歡撕去每天那一張，希望日子速速過去，自己快快長大。中年時翻日曆，看著今天、昨天和明天、後天的那幾張，默默思考，已

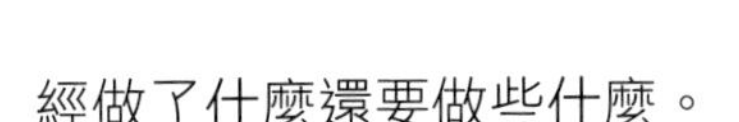

經做了什麼還要做些什麼。

老年時翻日曆，最好把這一年已經翻過的那一些全部留下，捨不得撕去已經過去的美好。

兒時的嬉戲笑鬧尚在眼前，畢業時的戀戀不捨就象昨天，轉眼已為人母為人父。人過中年，進入花甲，退休返家，二鬢白髮，夕陽可見。

生命絢麗多彩，但是有限期。時空座標上每一點，如能發光發熱，其基礎必定是：經營健康成功。延年，即延長生命的量；益壽，是優化生命的質。延年益壽不是老年人的專利，在生命每一個時間段，都值得經營。

從靈性的高度認識延年益壽。生命有限期，抓緊有限，重於提高生活的品質，不單是物質條件。金錢不一定買得到幸福，享受生活並非沉緬於物慾的享受。如何讓有限的生命過得幸福快樂，只有靠自己。

6. 人生進行時：享受現時

過去的已經過去，永不回復；未來如海市蜃樓，尚不可知；只有現時才是老天贈予每個人實實在在的禮物，唾手可得。

人生只有現在時，時間軸永遠都是現時。人生實際上是由一段又一段的現在時組成，對於幼童，對於成人，對於老年人其實都一樣。

活著，好好珍惜身邊的，時時在乎眼前的，細細享用到手的，美美品味口中的。

活著，真真切切、實實在在、快快樂樂地過好每一天，才是每個時段的每個人最重要的、最受用的、最幸福的。

活著，是健康地活著。如果說現時是一座過去與未來的大橋，真健康便是一個個堅實橋墩。珍惜現時必須珍惜健康，做好健康的現在時，在每一個現時經營健康。

不知道老天還會發予你多少本記載生命長短的年曆本。只不過越是前面那幾本就越要珍惜。每翻過上一張（上一月），都要問問自己：這個月我有沒有做完我該做的？我有沒有放棄我不該做的？我過得是否快樂？每翻出下一張（下一月），還要問問自己：下個月我還要做些什麼？我還要放棄些什麼？我怎樣才能更加快樂？如果這樣計月來度，日子就會過得更充實、更快樂，更「長」些，不信，你可以試一試。

7. 天堂和地獄：活在這裡

不少人有思索：百年之後，我到哪裡去了？永眠不醒還是靈魂飛揚？直上天堂還是下到地獄？儘管有不少古代傳説、歷史記載、宗教經典、研究結果、科學假設、哲學推理對於天堂和地獄、靈魂和肉體、前世和來生，各執一詞，眾説紛紜，不過畢竟沒有一個人以往有過在天堂和地獄的實際經歷和親身體驗。

在長期行醫和生活中，筆者曾經與數十位病人和親人在病危、回光返照，或臨終、瀕死之時作過話別，有過交談。他們最後話語大致三方面：

1）憂懼去路，害怕死亡；

2）期待未來，嚮往天堂；

3）戀戀故人，戀戀現時，交代現在未了之事。

他們在話語中最多的內容是第三方面，對人世間的不捨，溢於言表！

我的老父親臨終前與我在病房侃侃而談一個多小時，沒有一句有關病痛的話，全部是戀故人和戀現時的：幼時老家後的桂花濃香異常；他大姐（我姑媽）每次回娘家悄悄帶給他美味點心，但不能讓後娘看到（父親幼年喪母）；我家附近那家粵菜館的蠔油牛肉何等好吃（腫瘤晚期他已無法進食）；我女兒（他最寵愛的）放學後晚飯怎麼辦？……幾小時後父親平靜而去。

時空座標上的時間點——活在當下；時空座標上的空間點——活在這裡。即將離開的人念念不忘的主要還是：當下、這裡。仍在人生旅途上的我們更應悟清：活在當下，活在這裡。生命四維、五維空間是由一個點一個點連成，其中每個點就是當下和這裡的交匯。

惜命，惜護生命也好，養命，養護生命也好，保命，保護生命也好，都必須立足於當下和這裡這個時空座標。生命首先要寄望於現在，儘量好地、盡可能長地活在當下和這裡。

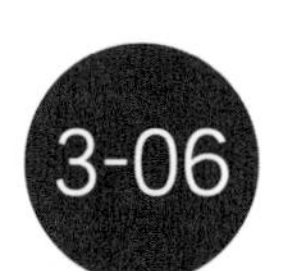

靈的密碼——何必擁有　快樂享有

☆ 人生目標說也簡單：幸福和快樂。輸入人生鍵盤的靈的密碼是，快樂享有。擁有是佔有、取得；享有是享受、使用。人生一切東西不可能無限，都只有現時的使用權而已，談不上所有權。不必太執著於擁有多少，而應當看重怎樣行使你的使用權，並在使用中享受、分享、共用。靈放射出四個樂：知足長樂，自得其樂，分享快樂，助人為樂。人原本赤條條來，當然赤條條去。

1. 幸福和快樂之真相

從身的層面來說：當人處在幸福、快樂、美滿等正面情緒之時，腦垂體會分泌一種具有類似嗎啡作用的內源性肽類物質，醫學上定名為內啡肽（endorphin）。它與嗎啡受體結合，產生欣快感。此外，當機體有傷痛刺激時，內啡肽也會釋放出來，以對抗疼痛。還能使人的免疫系統能力得以強化，並能順利入夢，消除失眠症。內啡肽也被稱為「快感荷爾蒙」。

從心的層面定義：某個慾望得到滿足後心理上和情緒上有一種持續的愉悅狀態。因而有人說，兒時的幸福是獲取了心儀已久的一樣東西；成人的幸福是達到了為之奮鬥的一個目標。

那麼從靈的層面呢？

《尚書》上記載古人的五福似乎廣及身、心、靈三層面：一曰壽、二曰富、三曰康寧、四曰好德、五曰考終命，指長壽、富貴、康寧、好德、善終。長壽：命不夭折而且福壽綿長；富貴：錢財富足而且地位尊貴；康寧：身體健康而且心靈安寧；好德：生性仁善而且寬厚寧靜；善終：無牽無掛無痛苦而且安詳安樂地離開人間。人們常說的五福臨門，也代表五個吉祥的祝福：壽比南山、恭喜發財、健康安寧、品德高尚、善始善終。中國傳統習俗中，五福合起來就構成幸福美滿的人生。

2. 幸福和快樂有誤區

擁有（own）是佔有、取得；享有（enjoy）是享受、使用。

慾望在生理上只是指身體的一些根本需要。現代社會中不少人常把生命本身的需求與身體的物質需要混為一談，又把身體的物質需要與對於物質的擁有混為一談。總是忙於從外部世界的物質去追求幸福，而忘了從自己心靈上去尋找幸福。其實，身體對於物質的需要只是平常而簡單的享有，容易滿足，重在使用。但對於物質的擁有卻無窮無盡，難以滿足，重在佔有。

滿足慾望，獲取東西，達到目標……，人們似乎習以為常地把擁有作為起步，以為只有擁有多才有幸福和快樂的結果。爭取幸福和快樂的誤區在於：把擁有當作必要前提和必備模式。年輕時所謂的創業，商業中所謂的利潤，職場裡所謂的競爭，帳戶裡所謂的數字……，都在擁有的外衣下無度膨脹。

在大大超越生理基本需求的慾望的誘惑和控制下，自己想要的就一定要擁有，難以擁有的也一定要追求，好像毒品上癮一樣，不能自拔。在已經擁有與渴望擁有之間，在渴望擁有與追逐擁有之間，在追逐擁有與最終擁有之間，不停地周而復始，不知道浪費了多少精力和時間，不知道污染了多少心智和心緒，不知道抹黑了多少質樸和純真。哪裡還有什麼幸福和快樂呢？

3. 身的擁有與靈的享有

被譽為偉大中興者的古西班牙國王拉曼三世（Abder Rahman III），高壽 70 歲，在位 50 年，擁有至高無上的權力，擁有數不盡的金銀財寶，擁有當時全歐最富魅力的宰赫拉皇宮。卸任後他卻無限感慨地說：這一生真正享有自己幸福清閒的日子，只有 14 天！

先賢在《增廣賢文》中早就教導我們：廣廈千間，夜眠八尺，良田萬頃，日食一升。也就是說，何必無限擁有，只須有限享有。

人生中沒有什麼物、事和人是永恆的，可以相伴你到永遠。身體存在世間有限，決定了你生活中的一切東西都不可能無限，都只有現時的使用權而已，談不上所有權。而且它們的使用契約是有期限的，包括你的房子、車子、票子，你的親人、愛人、友人，以及你全權執掌的公司、你長期領導的局處科、你苦心經營的事業，乃至你不小的權力、你高深的學問、你迷人的聲譽、你美麗的容貌……。不必太執著於手上擁有多少東西，或者什麼東西，而應當看重怎樣及時地、認真地、完全地行使你的使用權，並在使用之中享受、分享、共用。

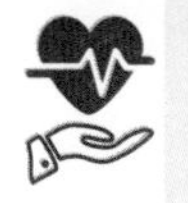

擁有的常常不去享用，而不擁有的同樣可以享用。譬如買來的書大多藏在家裡睡覺，而借來的書通常會快快讀細細讀。西人發明了房貸，錢少也能貸款享用自己住房，退休後又把房子（可能仍在還貸）反向貸款，拿回一筆錢養老，還可以繼續住房到逝去，他們真的把金錢、房屋享用得如此淋漓盡致。反觀一些國人，父母不單為自己，還為子、孫輩擁有房產做房奴到老，而有的子女不僅心安理得啃老，甚至父母還健在，就已經為房產繼承鬧得不可開交。

身心的慾望發展為貪念，大大超越身體的基本需要，使得有限的身體 PK 無盡的擁有，結果人活得很累很煩很乏力，生活過得很差很糟很沉重，久而久之身體會出大毛病。哪裡有幸福和快樂呢？

何不喚醒我們的靈，返回生命的本性。幸福和快樂的密碼是：何必擁有，快樂享有。一字之差，意義卻大相徑庭。最重要的是這個密碼完完全全掌控在我們自己手上，因為這就是我們生命中真善美的靈。

真：只有生理上必需的物質才是真實需要的，才是身體中真正使用的。

善：在必需之外多餘的物質、資源、財富，身外之物，不必去爭，更不必擁有；給予必需的人，幫助需要幫助的人，與人為善，造福社會。

美：真實的善良的享有才是美，與人分享、同人共用是美，助人、益人、為人更是美。

真善美是靈的本源，也是幸福和快樂發源的母親河。

4. 靈放射出來四個樂

純化的靈光芒四射，簡單、清澈中幸福和快樂油然而生。試舉四樂：知足長樂，自得其樂，分享快樂，助人為樂。

① 知足長樂——夯實根本

物質上滿足和精神上灑脱是幸福快樂之根本。拿塊布蒙住眼睛，試著用手摸索走一圈；等摘掉布時你會發現，能看見東西是多麼快樂。有一整天試著完全不用電，你會發現，能見到燈光，能使用電腦是多麼快樂。人在福中不知福。

憶苦思甜，吃苦感甜，很有必要。挨餓之後的第一口，哪怕是塊乾乾硬硬的面餅，也何等珍貴，何等可口。受凍之後披上棉大袍，即便又破又髒，卻真正覺得十分溫暖，十分滿足。我父親生前常說：天底下最好吃的是雞（饑）、鵝（餓）。得到常不知寶貴，失去才懂得珍惜，珍惜便覺著滿足，滿足就感到快樂。事能知足心常愜，人到無求品自高。

② 自得其樂——開拓源泉

如果說幸福是慾望滿足的結果，那麼快樂是一種本性的感受。常言道「境由心生」，快樂在每個人的身旁和心中，無處不在無時不有。快樂不是滿世界追求來的，不是從別處用錢買的，快樂是由自己發現到的。靠你自己去尋找，去感受，便能自得其樂。用樂觀的心態去感受，學會開拓源頭，快樂就像泉水滾滾湧來。

豪華遊輪環球遊是享樂；江南古鎮探幽也是享樂。

上海金茂 88 層旋轉餐廳品味高檔美食很享受；夏日炎炎馬路上吃根廉價綠豆冰棒也很享受。

林肯中心包廂觀賞名劇是種樂趣；三五老友促膝談心也是樂趣。

子女功成名就當然高興，名落孫山造就逆境的磨煉機會同樣慶幸。

二人世界你歡我愛其樂融融；獨身一人我行我素，好友成群也樂在其中……。

③ 分享快樂——擴展方式

白居易曾經說過：樂人之樂，人亦樂其樂；憂人之憂，人亦憂其憂。說的正是分享的道理。一花獨放不是春，萬紫千紅春滿園。送人玫瑰，手留餘香，與人分享的快樂也會時時激蕩在我們自己心頭，只有這樣，我們才算真正擁有了幸福和快樂。把自己的快樂一一分發給別人品嘗。使大家也快樂的同時，你會享有更大更多的快樂。分享和共用可以使快樂最大化，何樂而不為？

④助人為樂——昇華情操

助人，把快樂由感覺上升到情操，此乃一次靈的飛躍。善心、善意、善舉、善助，不在錢多錢少或力大力小，而在於你的心完全打開得足夠容納大愛，有「後天下之樂而樂」的博大胸懷。生命因助人而充實，因助人而充滿激情，因助人而多姿多彩，因助人而更加快樂。

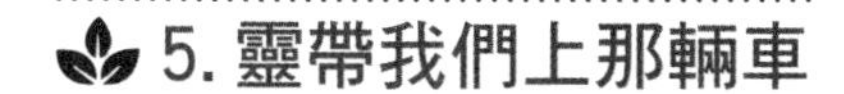

5. 靈帶我們上那輛車

把人生比作乘坐北京地鐵一號線。在不同的二輛車上，看遍一路各站時有截然不同的心靈風景，最終到達的卻是相同的人生終點。二輛車，你願上哪一輛？

① 貪念不斷和擁有不盡的列車

途徑國貿：羨慕榮華富貴，追求燈紅酒綠；

途徑天安門：迷戀權力地位，熱衷勾心鬥角；

途徑金融街：不擇手段，致富發財，利慾薰心；

經過公主墳：編織高官背景，鑽營上層關係；

經過玉泉路：得隴望蜀，不願停步，擁有無度。

這時有個聲音在催：「快到八寶山」。

——頓時醒來，痛悔已晚，擁有什麼？黃土一杯！

② 回歸本性和快樂享有的列車

途徑國貿：及時、按需享受現代化帶來的便捷、富足和繁華；

途徑天安門：盤點五湖四海哪些旅遊地沒去過，哪些心儀事沒做完；

途徑金融街：規劃財務，用多餘之錢廣做善事，助人為樂，與人為善；

經過公主墳：珍惜並享受現時的親情、愛情、友情；

經過玉泉路：捫心自答，享用了太多的幸福和快樂，此生知足了無憾也。

這時有個聲音在催：「快到八寶山」。

——説聲 OK，平靜下站。赤條條來，赤條條 Bye ！

3-07 靈的昇華——成仙作魔一悟間

☆ 悟靈的功課和本性的純化，其秘笈為吾日三省。由此發現自己、改變自己、戰勝自己。靈性昇華的境界：登高、求索、頓悟，也是人生不斷逾越的階梯。昇華有下中上三個層次：守住法律與道德的規矩不做「魔」；摸住誠信與感恩的良心才是人；提升三觀超越自己能成「仙」。北大哲學系老教授們高壽成「仙」，顯示悟靈在益壽中的作用，因為他們看透了人生！

修行、修煉一直是儒教、道教、佛教、基督教、伊斯蘭、印度瑜伽等常規的功課，方法繁多，功效不凡，各顯神通。凡夫俗子常會問及：應該怎麼做，有沒有捷徑？譬如秘訣、真經、讖言，或者神丹、妙藥、奇功……

筆者討教許久，漸漸理解：其中要旨在悟靈，純化本性是大眾的日常功課，理應簡單、平淡、易行。怎麼做？做什麼？——《論語》所說：吾日三省吾身。

這裡有「吾」和「省」兩個關鍵字。

1. 悟靈的核心：自己、自己、自己

先說「吾」，即自己，悟靈的受者是自己。重在自己，有三層道理。

① 人生的第一資源：自己發現自己

呱呱落地後，人是白紙一張。上帝很公平，給每個人同等的資源，人人都有一本無字天書。那本書裡藏著賜予我們的無價之寶，就看怎樣去發現自己。

如何讀這本天書，懂這本天書，用這本天書，怎樣在白紙上畫出自己，在無聲中發出天籟，一切就看你自己了。面對同等的資源，要用得多，用得好，當然在於去發現，去挖掘，去設計，去下筆，捨你有誰？

② 人生的第一確定：自己改變自己

自然世界、人類社會、外界人事，有太多的不確定。唯有你自己才是世

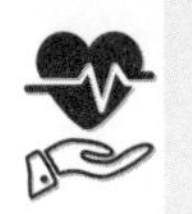

間第一可以確定的東西。如果我們不能改變地球自轉、公轉，不能改變世間戰爭、恐襲，不能改變他人詆謗、施暴，那麼我們還有自己可以改變呀！

讓我們共享卓越的法國作家雨果（Victor Hugo）的幾段名言。

「被人揭下面具是一種失敗，自己揭下面具是一種勝利。」

「釋放無限光明的是人心，製造無邊黑暗的也是人心。」

「腳步不能達到的地方，眼光可以到達；眼光不能到達的地方，精神可以飛到。」

是的，從顏面到內心全方位改變自己，以自己新的腳步、新的眼光和新的精神，才能到達不能到達的地方，才能達到不能達到的目標。

③ 人生的第一對手：自己戰勝自己

打高爾夫球沒有對手，對手是自己。

提升高爾夫球技術，從選擇和適應球杆開始，到站姿、握杆、引杆、重心轉移、轉身等基本功，直到發球、擊球，有一系列事要做。其中每件都在不斷糾改自己錯誤、修正自己暇缺、調整自己行為。戰勝自己的必然結局是提升自我。

把自己（而不是他人）設置為自己的對手。這樣做，有反向思維，易正負對比；有自泄出路，不走牛角尖；有新建方向，精準前行。

只有如此，你才知道，堅持未必是勝利，放棄未必是認輸，有時華麗撞牆，不如優雅轉身。給自己一個迂回的空間。

只有如此，你學會放鬆，學會等待，學會調整。人生，有很多時候，需要的不僅僅是執著，更是回眸一笑的灑脱。

只有如此，你不會責備命運的束縛，而自信能夠征服命運。

世界上最難征服的對手就是自己。美國著名作家海明威（Hemingway）曾經説過：優於別人，並不高貴，真正的高貴應該是優於過去的自己。

2. 純性的要領：反省、反省、反省

省，即反省，感悟。每一份感悟是一次心靈撞擊。重在反省也有三層道理。

① 反省是照臉鏡：看清自我

人無完人，貴在不停地完善改進，不懈地祛蕪存菁，不斷地新陳代謝。關鍵在於，及時知道自己的缺失。所謂知己知彼百戰不殆，知己才是第一位的。

反省，即看清自己。為自己設置一面照臉鏡，可以自視微小的缺點；甚至設一面照妖鏡，可以發現自己重大過失。

把過失和錯誤消滅於萌芽狀態。不反省不會知道自己的缺點和過失，不悔悟就無從改進自己的工作。對自己做錯的事，知道悔悟和責備自己，本身就是敦品勵行的原動力和重整旗鼓的正能量。

② 反省是充電器：不斷學習

自我反省，自我總結，其實是一種學習能力，反省過程就是學習過程。如果能夠不斷自我反省，並努力尋求解決問題的方法，從中悟到失敗的教訓和不完美的根源，這樣就可以在反省中清醒，在反省中明辨是非，在反省中變得更加睿智。

這樣一個學習過程與意識昇華十分類似：成熟、穩定的大腦在成年後漫長的時間中，對於靈進行不斷充實、提升、固化。詳見《知人體真相》5-03。

③ 反省是長流水：永遠功課

反省是水，人生是茶，多泡幾遍，茶才香濃。本性越省越純，靈性越悟越明。

勇於面對自己，正視自己，對自己一言一行進行反省，反省不理智之思、不和諧之音、不練達之舉，並且要反復進行，吾日三省即常常反省。疏忽了、怠惰了，就可能放過一些本該及時反省之事，進而導致自己一錯再錯，甚至釀成大禍。

把每日反省自己當成不可或缺的永遠功課。反省不必拘泥於形式，打坐冥想時，喝咖啡獨坐時，深夜孤處時，晚上臨睡時，形成一種悟靈純性的習慣。如同禱告一樣，對自己一天所思所說所行做一個深層次的分析和檢查。避短揚長，激勵自己，超越自己，讓自己的人生之路走得更穩、更好，也更遠。

3. 昇華的境界：登高、求索、頓悟

晚清國學大師王國維用三段詞，明確地表述了靈性昇華的三層境界，也是在人生經歷和磨煉中感悟的三個階段。

第一層境界：「昨夜西風凋碧樹，獨上高樓，望盡天涯路。」即混沌迷茫，不知何方，於是登高望遠，明確方向，看清前路。

第二層境界：「衣帶漸寬終不悔，為伊消得人憔悴。」即歷盡艱苦磨難而不悔，開始見到曦微的曙光，堅定不移，上下求索，尋覓真源。

第三層境界：「眾裡尋他千百度，回頭驀見，那人正在燈火闌珊處。」即豁然開朗，頓時感悟，原以為遠在天邊，實則近在眼前，達成超越，從必然進入自由。

悟靈可以概括為登高、求索、頓悟三個階段，也是人生不斷逾越的三個階梯。正在燈火闌珊處的其實便是昇華的靈——高風亮節的超我和純真潔淨的本性。

正值學術巔峰的王國維卻在北京頤和園昆明湖自沉棄世。在痛惜之外，更讓我們感慨：悟靈，不易！

4. 法律與道德：守住規矩不做「魔」

法律（law）是法典和律法的統稱，規定了公民在社會生活中可進行的和不可進行的事務。法律反映由特定社會物質生活條件所決定的統治階級意志，和以權利和義務為內容的一系列規則。法律依靠國家的強制力得以保證實施。

道是一種良好的選擇，德是一種素養或習慣。二者合起來即一種良好的選擇習慣，道德（morality）從根本上起源於慾望和理性的統一。先秦思想家老子在《道德經》一書說：「道生之，德畜之，物形之，勢成之。是以萬物莫不尊道而貴德。道之尊，德之貴，夫莫之命而常自然。」其中「道」指自然運行與人世共通的真理；而「德」是指人世的德性、品行、王道。

從靈的角度來說，人之所以成為人，首先，起碼要達到國家規定的行為最低標準，便是遵守法律不犯罪。其次，也必須在自己與他人，與社會，與自然的交往中選擇良好的道德習慣素養。法律可以說是必須設置的底線，道

德是爭取提升的目標。把國家的法律和傳統的道德看成做人的兩個基本規矩。

所謂「魔」，這裡指守不住這兩個規矩的人。也就是靈性的健康發生了大問題，必須儘快通過純化自己的本性，守住做人的底線。此為悟靈的最低要求。

5. 誠信與感恩：摸住良心才是人

誠信（good faith）是一個道德高度，被稱為公民第二張「身份證」，這是因為日常行為的誠實和正式交流的信用在東方和西方都為人看重。主要包括兩方面：一是為人處事真誠、誠實，尊重事實，實事求是；二是信守承諾，遵守簽約。

孟子曰：「誠者，天之道也；思誠者，人之道也。」誠主要是從天道而言，信主要是從人道而言。二者從道德角度看同義等值。怪不得《說文解字》雲：「誠，信也。」又說：「信，誠也。」基本涵義都是誠實無欺，信守諾言，言行相符，表裡如一，也是做人的基本要求。

徐州兵敗後，關羽與曹操約法三章，暫居曹營，卻對皇兄嫂的忠義不變。後世對於關羽誠實守信的品質予以高度評價。

感恩（thanks giving）意思是對別人所給的幫助表示感激，銘記在心。是另一種道德高度。帶著一顆真誠的心感激別人，感謝生活給予的一切，滿足自己已有的一切。不為利益斤斤計較，也不為物質私慾膨脹。虧欠、回饋、感激、報恩是人與人相處的高品質和大智慧。

關羽感恩於曹操的多方善待，後來在華容道上私自放跑了窮途末路的曹操，自己差一點因違背軍令狀而被斬首。他集誠信和感恩於一身，民間尊其為關公，立牌塑像設廟供奉至今。歷代朝廷多有褒封，清代奉為：忠義神武靈佑仁勇威顯關聖大帝，崇為武聖，與文聖孔子齊名。可見中國社會對於誠信和感恩多麼注重。

在靈的座標體系中，座標的原點是「我」，我與他人，我與社會，我與自然，一切關係都由主體「我」發射，而誠信和感恩是發射中的兩個悟靈的高度，被人們奉為良心。相互信任，相互感激，人類、社會、自然共處和諧，生命意義真正展現，獨立人格得以發展。這樣，我們可以自豪地摸著良心，無愧於人的稱呼！

6. 三觀與三我：超越自己能成「仙」

世界觀範疇相對較廣，其包括人生觀和價值觀。世界觀指人對世界的總的、根本的看法；人生觀是對於人的生存價值和意義的看法：而價值觀則是對商品社會和勞動價值的看法。由此可見，樹立正確的世界觀是相當重要的，它直接影響著人生觀和價值觀。反之，高尚的人生觀和價值觀是淨化世界觀的清新劑。

價值觀的核心是物質觀、幸福觀和人生觀，也就是：物質的多和少、生活的樂和苦、生命的存和逝。

三觀提升便是悟靈昇華。當功利社會、物質世界的 PM2.5 污染物被完全去除之日，便是本性無比清純之時，就會豁然開朗：少就是多（不計較物質上的得失），苦就是樂（不在乎感知上的得失），死就是生（不害怕肉體上的得失）。這樣，算不算成「仙」？

尚不知，如何飛天為仙，如何立地成佛，如何修成正果。不過，我們可以相信，昇華靈性，在三觀上登高望遠，隨著飛越本我和自我，超我使得靈性自由飛翔。超越自己能成「仙」！

北大哲學系被公認為長壽教授俱樂部，90 多歲高壽者十多位，85 歲以上近半數，而且思路敏捷，十分智慧。遠遠超過北京人的平均預期壽命。解密長壽之因：運動？否；重視飲食？沒有；注意養身？不刻意；生活平和？大多老人都經歷過政治衝擊和人生挫折。

為什麼呢？用老人的話：以德養壽。三個原因都是心靈上的：

其一，明白事理，開闊心靈，達觀長壽；

其二，對物質、名利和地位，淡然處之，不斤斤計較；

其三，哲學是對世界、對生命的深刻理解，哲學家的三觀達到至高境地。

北大哲學教授們成「仙」和益壽的同步，讓我們在現實生活中看到了悟靈成「仙」，超我成「仙」，理解了靈性健康在益壽養生和生命健康中舉足輕重的作用。哲學是研究世界觀的學科，哲學家近水樓枱先得月，他們看透了人生啊！

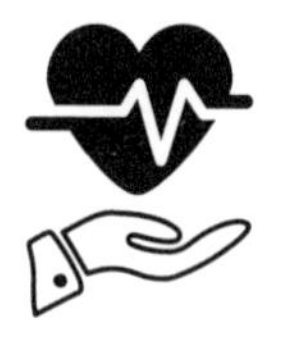

讀後提要

- 尋覓靈這位夢中情人，讓靈引領生命前行。
- 體念當初悉達多（佛祖釋迦牟尼）醒覺的心路歷程，明白純化本性的第一步就是在人生歷程中醒覺。
- 本我，是人類的基本原始需求，自我，調控著本我又受制於超我，超我，在人格中居最高地位，靈性從道德高度融入三我的生命。
- 人性本善，真善美組成靈的統一體，真為前提，善是根本，美是結果，三者合一便成完美。
- 不管上帝發給你什麼人生牌，用兩把尺子來詮釋人生：其一，接受無法改變的；其二，改善可以改變的。
- 人生只有現在時，把握確定的有限生命，珍惜並享受現在一切，活在此時，活在這裡。
- 對於事和物，快樂享有你的有限使用權，而不是無限擁有；靈放射出四個樂：知足長樂，自得其樂，分享快樂，助人為樂。
- 悟靈在於自省，發現自己、改變自己、戰勝自己。
- 靈性昇華的境界：登高、求索、頓悟，也是人生不斷逾越的階梯。
- 靈的昇華有下中上三層次：不做「魔」；是個人；能成「仙」。
- 北大哲學系老教授們集體高壽成「仙」，顯示悟靈對於益壽的重要作用，哲學是研究世界觀的學科，哲學家看透人生。

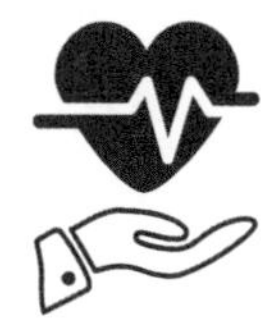

Part 4

修心之道：
梳理正向的情緒

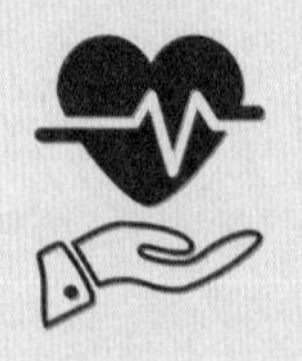

主要內容

心緒、情緒是由多種感覺、認知和行為綜合產生的心理狀態。有正反、慢急、強弱和長短之分。

前二課討論慢性（心境）和急性（激情）兩方面心理失衡的危害及梳理。第三課敘述各種不同狀態下出現的心理、心緒問題。第四和五課則以家庭和老年為實例，具體討論修心之道。

心境是一類強度較低但持續時間較長的情緒。處於持久不良的心境，對健康的傷害顯而易見，需自我及時排解，使之順暢。當緊握雙手時，其實裡面什麼也沒有？但當打開雙手時，世界就在你手中！

激情是一類強度高、時間短的情緒，爆發力大，傷害也大。百病生於氣。遠離負向陰氣，心平氣和，是駕馭激情的益壽良方。

人生不同階段有各種心理問題，要用不同的鑰匙打開不同心結。重在自我干預。性格是後天形成的多種習慣，克服性格弱點，懂得播下一種性格便收穫一種命運。

彌足珍貴的情感，包括愛情、親情、血濃之情，都來自和諧家庭。只有構建穩固久長的正向親情維繫，家庭才能成為最可靠心理港灣。

身體老化無法避免，人老心可以不老。老年人修心，首先必須避免生氣。梳理正性心緒，試一試，從養育四個心做起：開放之心、耐和之心、孩童之心和寬仁之心。

心境順暢
——自我疏通路線圖

☆ 情緒是一種心理狀態，受控於大腦邊緣系統，有正反、弱強和短長之分。心境是一類強度較低但持續時間較長的情緒。處於持久不良的心境，如悶悶不樂、耿耿於懷，對於健康的傷害顯而易見。心境鬱滯，需要及時排解使之順暢。在心境自我疏通中，有一個初步路線圖，可供參考。當你緊握雙手時，其實裡面什麼也沒有？但當你打開雙手時，世界就在你手中！

1. 情緒的表現狀態：正反、弱強和短長

心緒、情緒（emotion）是由多種感覺、認知和行為綜合產生的心理狀態。祖國醫學認為喜、怒、憂、思、悲、恐、驚是七種情志活動。

認識到生物 - 心理 - 社會的醫學模式後，人們越來越重視心緒、情緒對於健康和疾病的重要關係和明顯影響。

① 情緒的正反

情緒是生物進化的產物。人的情緒有完整的適應和機動功能，使得人體處於適合生存較佳的活動狀態。人的情緒能夠對外環境作出及時和恰當的反應，能保證生理活動順利進行。心是生命的三組分之一，情緒正性正向的協調和對身體的作用是生命健康重要環節，不可或缺。

與之相反，情緒的負性反向效應，對於人體及健康起到損傷、破壞和瓦解的作用。有關事例比比皆是，如三氣周瑜。

元初一位名叫元好問的青年，趕考途經汾河，知一位農夫捕到兩隻大雁，其中一隻被殺，另一隻逃脱的大雁卻在死雁上空悲鳴哀叫，久久不離，最後撞死在地。他寫下《摸魚兒・雁丘詞》，其中那句：「問世間，情為何物，直教生死相許？」留傳至今。

其實，這裡的「情」不單指愛情，還包括種種情緒和情感。

② 情緒的弱強

負性反向的情緒和心緒導致的傷害效應取決於其弱強，譬如愉快→開心

→興奮→激動→狂喜；譬如不快→微惱→憤慨→暴躁→狂怒。情緒的弱強關乎傷害小大，直到以死相許，這並非危言聳聽。

③ 情緒的短長

從情緒喚醒的時段曲線上，可以看到，隨著情緒強度的增加和長度的持續，它作用的大小和結果的正反有很大不同。有一定刺激後，情緒正性作用的曲線上升：平靜→覺醒→警覺→及時並恰當行為。但是情緒增強和延續，作用曲線便掉頭下滑：正當行為→干擾健康→負性損傷→嚴重傷害⋯⋯。

心理學上情緒分多類，本冊擇其中常見的兩類作進一步討論。

心境（mood），一類強度較低但持續時間較長的情感。雖然強度相對較低，而且比較平靜，但是處於一種持久不良的情感狀態，如悶悶不樂、耿耿於懷，對於健康的傷害是顯而易見的。不過常常為人忽視。這是本課主要討論內容。

激情（intense emotion），一種強烈的情緒狀態，迅猛爆發，短暫但強度很大，激動為主要表現，有時可以造成很大傷害。將在下課 4-02 中敘述。

2. 情緒的大腦基礎：邊緣系統

腦科學基本搞清情緒控制系統在大腦邊緣系統（limbic system）。它是腦幹周圍、腦基底部一個相互聯繫的複合體，包括與新皮質功能聯繫上較密切的一些皮質下結構，如扣帶回、眶回、胼胝體下回、梨狀區、海馬回、杏仁核、隔區、下丘腦、乳頭體等大腦部分和神經核團。

邊緣系統在設定人的情緒狀態中扮演重要角色。深層邊緣系統像一個心理相冊一樣儲存高度變化的正性和負性的情感記憶，都會強烈影響情緒積極或消極的表達。腦科學家發現，杏仁核產生情緒、識別情緒和調節情緒，是邊緣系統中管理情緒的核心區域。

3. 情緒的功效系統：精、氣、神

祖國醫學把維持人體生命的要素概括為精、氣、神，並視之為生命的根本。

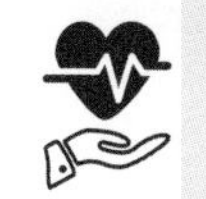

精，泛指人體一切營養物質。

氣，既是物質的代稱，也是功能的表現，為推動人體臟腑組織機能活動的動力。氣能周流不息，平和通順，人體則健康無病。

神，指人體的一系列精神意識，思維活動，為心（大腦）所主，心為最高司令官。「心者，五臟六腑之大主也，精神之所舍也」。

精、氣、神三者之間相互滋生、相互助長，是不可分割的整體。人的生命起源是精，維持生命的動力是氣，而生命的體現就是神的活動。所以說，精充氣就足，氣足神就旺。

可見，情緒在功效上與氣和神密切相關，三者具其二。精、氣、神三要素，似乎也是我們老祖宗對於身（身體）、心（心緒）、靈（靈性）組成共同體的另類生命詮釋。

4. 心境的不暢原因：三個鬱滯

人的基本情緒劃分為七類情緒子系統中，有三類屬於負性反向情緒，分別是恐懼-焦慮系統；激怒-氣憤系統和驚慌-孤獨系統。

此三情的傷害的重要形式之一是，鬱情不離，中醫稱之為鬱證。因為持續性的心境不暢，導致氣機鬱滯（氣、血、痰、火、食、濕），影響健康，進而擾亂五臟，導致疾病。

排除心境不暢發生的持續性因素當然是對因處理的首要選擇。不過知曉三情鬱滯的成因，懂得需要及時排解，也很重要。

其一，鬱悶：不說出來，自己把不快藏在心頭，悶在肚中，越埋越深，越鬱越久。

其二，鬱積：堆積起來，舊的新的，一層疊一層，不減反加，心事重重。

其三，鬱集：負性反向情緒的鬱滯、積疊、量變，終於超過自己能夠忍受的閾值，一下子爆發出多時的負能量，殺傷力很大。

5. 心境的疏通路線：四個懂得

疏通長期鬱積的負性反向的心境，是調適自己正向情緒前提。這裡提出一個初步路線圖，可供一試。

① 無懼負性情緒存在，懂得刪除清空

情緒產生本是生命力的顯示。情緒的正負起伏，代表我們內心的情感和能量的流動和活躍，是再正常不過的事。即使出現反向負性的情緒，不必畏懼。好好整理，選擇性的清空並非難事。

記憶是根據情感回饋的輕重來保存的，所以持有大量情感回饋的記憶更容易留存成為情緒。反之，認識到情緒是負性、消極、有害時，要懂得適時刪除或清空，有助於正性心境的確定或重建。

日本作家山下英子在《斷捨離》一書中，提出一種處理家中雜物的思路和方法：斷絕不需要的東西，捨棄多餘的廢物，脫離對物品的迷戀。斷捨離已成為一種現代生活的理念。

在物品上斷捨離，在精神上斷捨離了嗎？比如糾結的過去、心酸的回憶、不堪的經歷、家庭的離散、朋友的背叛、他人的中傷、事業的挫折、疾病的突襲……。

如果打開那道造成壅塞的閘門，讓心中的障礙物排出去，心流便會通暢。若已從中得到教訓，為什麼再耿耿於懷，不肯放手？

清空，先要放下和離開執念。我們在意的大多數東西，往往都是因為執念太盛。緊緊抓住的東西，無論是好的還是壞的，都固執的不願放手。清空執念是打開一扇緊鎖的心靈門戶，才會迎來另一片新天地。

清空，就是懂得取捨，懂得選擇和放棄。人生之路，是不斷地選擇和放棄之路。取捨取捨，有取必有捨；捨得捨得，不捨則不得。選擇追名逐利，就得放棄心靈的清淡悠閒；選擇愛恨恩仇就得放棄心靈的輕鬆自在；選擇人事爭鬥，就得放棄心靈的恬適快活；選擇一意孤行，就得放棄心靈的單純簡單……。

清空，需要勇氣、智慧和堅持。其實我們平時常做的整理、遺忘、忽視、移後、冷卻、原諒、寬恕、丟捨……，不都在清空嗎？清空一切執念後的平靜，是權衡得失時的和諧，是拒絕誘惑後的恬淡，是居於困苦中的從容。看清、看透、看淡塵世，善於面對混濁世界的怪臉和笑容，是一個漫長且持之以恆的過程。

修心必然從清空起步。致力於將身心中所有「不需要、不適合、不舒服」的東西替換為「需要、適合、舒服」的東西。從外觀到內在，徹底煥然一新，才有心靈的安靜，才有讓正性情緒綻放光彩的空間。

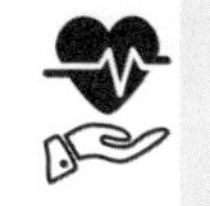

當你緊握雙手時，其實裡面什麼也沒有？

但當你打開雙手時，世界就在你手中！

② 學會照鏡不慚形穢，懂得改善自己

世上每個人都是被上帝咬過一口的蘋果，優秀和缺陷並存。有的人缺陷較大，那是上帝偏愛蘋果的芳香，你可能就是那個蘋果。

修心先照鏡，多照鏡，多看看真正的我，特別看清蘋果被咬過的地方。形穢不必自慚，關鍵在於發現形穢，才需要整容，才懂得改善，才會去改善。

肯定自己存在價值，自我欣賞一表人才，也是照鏡時必須做的功課。能夠肯定自我價值，內心與外在保持一致，能夠肯定自己生而為人的一份力量，進一步瞭解並接納自我。天生我形當獨佳，天生我材必有用。這便是一種正性的心境。

③ 相信可以變得更好，懂得悟靈昇華

信念創造實相，也創造情緒。肯定自己具備正面的力量之外，還應相信，只要知行合一、身體力行，就問心無愧，來自外界的毀譽不那麼重要，自己也不需要那麼生氣了。

人隨著成長和成熟，心靈不斷累積歲月的灰塵，陷入物質「迷」途越深，離本性家園就越遠。經歷越多，積澱越厚，背負越重。當身心裝滿太多凡塵的瑣碎，就沒有空間來承載心智的靈光。

佛學把「暇滿人身」列為能夠修行的必備條件，也就是有空閒的時光和清閒的身心。讓追逐名利忙忙碌碌之身心，慢下來，淡下來，閒下來，才能回顧人生，來領悟和純化自己的靈性。只有純化本性、昇華悟靈，那些負性的情緒、心境、情感、觀念……才會如釋重負，孩提時代那些簡單的快樂和純潔的喜悅，就能重回心間。向善的靈性必定迎來正向的心境。

④ 允許時有脾氣發洩，懂得不傷別人

要承認每個人身上都有各種情緒存在，不必否認自己的情緒。情緒來時猶如洪水，只能去理解、疏導，不能圍堵或壓抑，否則會造成能量的阻塞，引發更大的傷害。

任何事情都可以從兩個方向去看待。不必壓抑情緒表露和脾氣發洩，其實是一種自我療愈的方法。只是要有度，不任性。讓負面情緒獲得釋放和轉化，把情緒轉化為正面力量。

可以向別人表達自己內心的想法。但是不能以負面情緒去傷害別人。這是宣情緒，發脾氣的一道底線。

做情緒的主人。在調適情緒的修心過程中，要學會尊重別人，但也要慢慢學會做自己情緒的主人。懂得駕馭負能量大的激情，避免傷害，將在下一課討論。

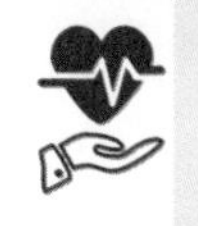

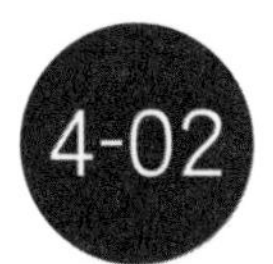

4-02 心平氣和——駕馭激情才益壽

☆ 激情是一類情緒，強度高、時間短，爆發力大，傷害也大。百病生於氣，激情爆發如大喜、大怒等，最終可能奪命。遠離四種負向陰氣：怨氣、賭氣、怒氣和慪氣。推薦四個平氣之舉：躲離生氣的環境，轉移生氣的方向，釋放生氣的毒素，調控生氣的因果。心平氣和，是東坡先生駕馭情緒的益壽良方。心平是心理、心態和心境平穩；氣和指生命物質與生理機能和順。

1. 調適好激情：駕馭野馬

人生中各種突如其來的問題常會令我們情緒失控，不由自主地被捲進情緒漩渦。人生在世，處事待人，惜人惜己，需要認真學習的就是駕馭自己的情緒，特別是如同野馬狂奔的激情。

激情是一種類別的情緒，有三大特點：強度高、時間短；正性和負性兼有；爆發力大，對人對己的傷害也大。

把突然爆發的激情比為野馬狂奔，提示了駕馭激情的總體思路。

其一，野馬之所以野，冰凍三尺非一日之寒。激情突發與長期的性格和人格素養有關聯。

其二，平時的馴養比發狂時容易多了。自身修煉，性格鍛煉，素養提升，至關重要。

其三，野馬發狂，強度大，爆發力大，發狂本身便是對己對人的大威脅、大傷害。此時不管正性還是負性都是有害的。即時的駕馭很有必要。

2. 百病生於氣：益壽大敵

《黃帝內經》說：「百病生於氣也。怒則氣上，喜則氣緩，悲則氣消，恐則氣下，寒則氣收，熱則氣泄，驚則氣亂，勞則氣耗，思則氣結。」生氣使得心理和心態失衡：心煩氣燥、心憂氣忿，進而心鬱氣憋，心亂氣迷。百箭攻心：緊張、不安、固執、激動、焦慮、憂傷、自責、悲觀、絕望……，哪一項不是矛頭指向健康，指向益壽。

這些氣發展下去，或以激情形式多次爆發，導致機體部分器官發生病理變化，首當其沖可能誘發心臟病、腦血管疾病、癌症這三類對人類生命威脅最大的疾病。

反過來那些疾病又造成嚴重的心理失衡。心理——病理——心理這麼一波接一波的打擊，生命能夠承受得起？最要命的是激情爆發，如大喜大驚傷心，大怒鬱怒傷肝，過度思慮傷脾，過度恐懼傷腎等，最終都可以奪命。如卒中昏迷，憤而嘔血，心痛氣阻，心梗猝死……激情爆發成為致命的直接按鈕，在醫療和急救中屢見不鮮！研究發現，生大氣使得發生心肌梗塞或急性冠脈綜合症危險增加上百倍。另一項研究發現，憤怒會在二小時內使得心臟病猝死的風險大增七倍多！

3. 平氣加順氣：遠離四氣

氣這個概念具有生命物質和生理功能兩種含義，它平和平順地升降運行，活力很強，運動不息，推動臟腑、組織、血脈正常工作和新陳代謝，使得生命物質與生理機能達到平衡和統一，這是維持人體正常生命活動所必需的。

氣平氣順不僅要有好的外圍大環境，更要有好的內心小環境。如果不能安撫自己的心情，不能駕馭自己的情緒，一旦當上情緒的俘虜，被情緒所駕馭，氣逆而不順和，就難以正確而恰當地面對各式各樣的人、事、物。

遠離四種負向的陰氣，是氣平氣順的前提。

① 怨氣

對於周遭一切有股無明之火，有股莫名其妙的怨恨情緒。總是在抱怨，抱怨世界的不公，抱怨社會的黑暗，抱怨運氣的不佳……。表現為：不服氣，不滿意，不知足；唉聲嘆氣，怨天尤人，滿腹牢騷，愛挑毛病，愛發脾氣。

② 賭氣

比勝負、爭輸贏、賭對錯。遭遇負面結果，對待反對意見或受到別人指責時，用過份和任性的行動來表示心中有氣，有時反他人之道而行之。與人相處時，常格格不入，咄咄逼人。

③ **怒氣**

內心常讓負面情緒所駕馭，蟄伏在心，一觸即發，心急如燎，反應沖動，失去理智，怒形於色，暴跳如雷，逆我者亡。憤怒是一種極具破壞性的情緒，操縱並毒化了自己的生活，害己還傷人。

④ **慪氣**

心不滿，鬧別扭，生悶氣，生了氣又常常鬱積於心，抑鬱孤閉，不肯吐露，深陷焦慮和苦悶之中而不能自拔。在個人天平上患得患失，得也憂，失也憂；進也憂，退也憂。天平上下擺動，心態無法平衡，總是憂心忡忡。「作」，專指通過撒嬌和鬧心的方式來抗拒某些事物或否定某些意見。不過「作」過頭往往就成為無理取鬧的慪氣。

4. 避免生大氣：四大攻略

推薦四個平氣和順氣之舉，在生氣前或剛開始生氣時自我調控，為避免生大氣或減輕生大氣傷身。

① **離氣：躲離生氣的環境**

1）矛盾一時難解，衝突一觸即發，自己心火怒燒，尚存一絲理智之時，快快離開現場，避免正面衝突，好好冷靜一下。如果能夠冷靜，過一會兒後再返回；如果不行，以後再說。

2）當某些人或者某些事讓你生氣的時候，不要一直爭論下去，或者一直去思考這些事情，及時遠離讓你生氣的人、事和地。

3）換一個環境，換一些輕鬆的或讓你愉悅的事來做，比如咖啡館喝咖啡聽音樂，比如清靜的公園去看書，比如與朋友聊聊天玩玩牌。

4）如果實在無法離開現場，無法避免衝突，那麼在你將要生氣發作前，沉默幾分鐘（較長的緩衝期），甚至在你準備說話那一刻，先把這口氣吐掉，再慢慢地、深深地吸一口大氣（較短的緩衝期）。這樣，讓自己有一個冷靜的緩衝，那怕只有一分鐘或幾十秒的大腦理智思考。如果這樣做了以後自己還能再深呼吸幾次而不發火，那麼你可能已經覺悟到，為此小事根本不值得生氣。

5）當對方真踩到了你地雷，已經有過初步的衝突後，正醞釀更大的的衝突，你不妨在自己腦海中假想一次罵他甚至打他的的場景，不僅可以發洩一下情緒，其實也給自己一次躲離生氣的緩衝期，避免接下來生大氣。

② 移氣：轉移生氣的方向

1）做一些其他事讓自己沒有時間和精力去想生氣的事，如打球、跑步、公園遛遛、唱 K、與好友喝酒（不宜獨自喝悶酒）等。

2）做一些讓自己開心、快樂的事，覺得犯不著為此生氣，如聽幾首自己喜愛的歌曲或音樂，去買一件漂亮的衣服，去吃自己想吃的蛋糕，看笑話，滑稽，相聲，幽默，漫畫，使人暢快一笑。

3）從事自己心愛的技藝，唱一陣卡拉 OK，揮灑一幅書畫，拉一曲琴等。

③ 放氣：釋放生氣的毒素

1）找位知心親人或智慧好友，傾訴自己受氣生氣之事。傾訴是一種宣洩，

釋放情緒，發洩委屈。而安慰、勸導以及他人看法和分析，不同於自己情緒告訴自己的版本，開啟了放氣的窗口。

2）一個人大哭一場，把心底的委屈和不平付諸眼淚，用淚水來洗刷自己的苦悶。哭後情緒常常會趨於穩定和冷靜。

3）關起門來，大喊大叫，捶胸跺腳，打枕頭，捶沙發等。在無人的地方砸點不值錢東西也可以。發洩、消氣、排毒。紅樓夢中的晴雯，不開心就撕扇子。

4）打開播放器，聲音大些，跟著主唱一起嗨，大吸氣大呼氣，把心裡的怨氣放出來。

④ 控氣：調控生氣的因果

1）平心而思，對於生氣的常因做理智的梳理，瞭解到大多屬於不該生的氣，生氣過了頭。下舉數例。

* 在馬路上被撞，公車上挨踩，飯店用餐時弄髒衣服等。——他人無意或在不得已的情況發生，不該生的氣。
* 在病態或心理不健全時，在酒後，在極度憤怒時，出言不遜言行，危害他人。——非正常人或非正常情況下反常行為，不該生的氣。

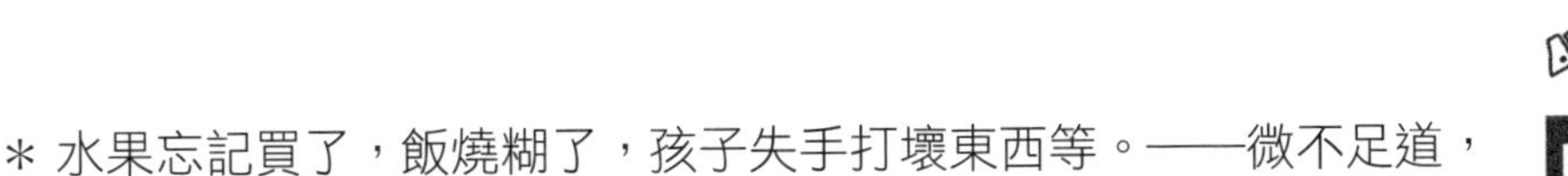

＊ 水果忘記買了，飯燒糊了，孩子失手打壞東西等。——微不足道，雞毛蒜皮，不值得生氣。

＊ 流言、傳言、小道消息，不必去聽，聽到也不可輕信，更不該生氣。——用別人的錯誤來懲罰自己，很傻。

2）學做冥想，閉上眼睛，放鬆作深呼吸，自我假想。

＊ 想像惹你生氣的人就在面前，你向他傾訴，把自己的不滿和煩惱告訴他，説明自己為什麼很生氣，很委屈，對方給自己造成多大影響。

＊ 想像他認真地聽，他道歉和懺悔，並很理解你的生氣。

＊ 想像你會可憐他，原諒他。

3）將寄託於別人的期待與渴望，放回自己身上，看看自己能多做點什麼來改變目前狀況。你説你的，我做我的，人家越説你，你越好好幹。

4）還有不少理智的調適方式，可以避免生氣：

＊ 為社會做點事，從奉獻中得到快樂；

＊ 唱唱佛歌，看淡榮辱，放大氣量；

＊ 自己平靜下來，保持微笑，想一些美好的事情；

＊ 寫日記記錄生氣，宣洩感情，一般寫完了氣也消了。

5. 東坡益壽方：心平氣和

經考證，「心平氣和」四字最初出自大文豪蘇東坡（蘇軾）的大作《菜羹賦》中。曾經年少輕狂，曾經風流倜儻，曾經才高孤傲，東坡先生歷經五朝，七次貶官，數度坐牢，中年已身疲體弱。他「寧可食無肉，不可居無竹」，但晚年家境貧寒生活艱苦，竟以菜羹充饑。在《菜羹賦》中他描寫了煮蔓菁、食苦薺時達觀、灑脱、風趣，在政治失意造成的精神苦悶和物質匱乏帶來的內心困擾面前，真正做到心平氣和。

我們知道東坡肉名滿天下，卻不知道東坡菜羹在先生的心平氣和之下居然也如此美味。66 歲那年東坡先生不幸死於一場意外的瘟疫，否則應可活到古稀之年。按照他生活時期的平均預期壽命（30 歲左右）計算，理當屬於長壽老人。

心平氣和，是東坡先生給後代留下精闢的文字遺產，也是他晚年心體力行所實踐的寶貴的養生之道和益壽良方。

心平氣和，包含從外感到內心的平和。心平，是心理、心態和心境的平穩與平衡；氣和，指生命物質與生理機能達到統一與和順。

心平氣和，顧名思義，是心情平靜，態度溫和，不急躁不生氣。是東坡先生為我們開出的駕馭激情的有效藥方，也是情緒調適的正向目標。

心平氣和，四個字人所皆知，平常易懂。然而知其內涵，身體力行，也非易事。不斷修心，持之以恆，終成正果。

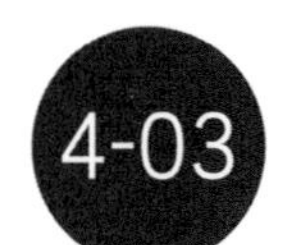

4-03 心緒健康——一把鑰匙一把鎖

☆上二課討論了慢性（心境）和急性（激情）兩方面心理失衡的危害及其疏通和駕馭。本課敘述在各種不同狀態下出現的心理、心緒問題，強調用不同的鑰匙打開不同心結，以維護心緒健康。四類氣質與生俱來，由六項特性成分組合而成。性格是後天形成的習慣和行為模式，克服性格弱點，懂得播下一種性格便收穫一種命運。人生不同階段有各種心理問題，重在自我干預。

1. 心理干預：力降危險提升保護

心緒健康是指心理各個方面及活動過程處於一種良好或正常的狀態，包括認知正確、情感恰當、態度積極、行為合理、適應良好、性格完美、智力正常。

上二課討論了心境和激情兩方面心理失衡的危害，以及如何疏通心境和駕馭激情。本課敘述在各種不同狀態下出現的心理、心緒問題，以及懂得怎樣進行心理干預。

懂得干預，不單單懂得看心理醫生，還要懂得依靠自己。本課主要說心理問題的自我干預，用不同的鑰匙打開不同心結。

1）**健康促進：**面對普通人，為了促進心理健康狀態。

2）**預防性干預：**面對高危人，為了減少心理異常的發生和危險。

3）**心理治療：**面對有心理障礙的人，為了減輕心理障礙和心理病。

自我干預指前兩種，主要著眼於：力降心理危險因素和提升心理保護因素。

根據不同心理狀況和對象，做出不同的自我干預，一把鑰匙一把鎖。

下面在正常的心理狀態（氣質、性格）、正常的人生階段、異常的心理狀態和病態的身心疾病，四個層次五種心理狀態中分別簡述不同的心理自我干預。

2. 不同的氣質：與生俱來四大性情

① 氣質、靈性、性格的異同

氣質（temperament）是一種先天形成的穩定的心理特徵。在人的認識、情感、言語、活動中，表現為心理活動的強度、速度、靈活性與指向性。呱呱落地後有的孩子愛哭好動，有的孩子平穩安靜，便是氣質差別。

氣質在多方位顯示人格魅力和性情，比如修養、品德、舉止行為、待人接物、説話的感覺等，所表現的有高雅恬靜、溫文爾雅、豪放大氣、不拘小節、立竿見影等。

氣質與前面多次提及的靈性似乎相近，但不同，氣質更為外露和外現。

氣質傳統上常常與性格（character）相混淆。兩者有共通之處，但不一樣，性格更接近後天養成的習慣、習性（habits）。

② 氣質的四大類型

西方醫學之父希波克拉底早就認為，人體內血液、黏液、黃膽、黑膽這四種體液組成比例不同，形成了四種不同氣質類型。

1）**多血質型：**性情活躍，靈活好動，直爽熱情，注意力容易轉移，對環境容易適應。

2）**膽汁質型：**衝動急躁，動作迅猛，缺乏耐心，可塑性差，自控力差，心理變化大。

3）**黏液質型：**沉靜穩重，動作遲緩，喜怒不形於色，注意力不易轉移，有條理，易守舊，缺創新；

4）**抑鬱質型：**性情脆弱，多愁善感，動作遲鈍，孤僻內向，對事物觀察深刻，善於發現細小環節。

著名生理學家巴甫洛夫認為氣質反映了人高級神經系統的四種運作方式：活潑（類似於多血質型）；興奮（類似於膽汁質型）；安靜（類似於黏液質型）；弱勢（類似於抑鬱質型）。

③ 氣質的六項特性成分

上述每一種氣質都是由下列六項特性作為成分，分別組合而成：

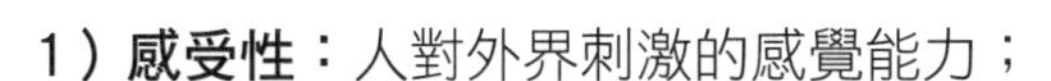

1）**感受性**：人對外界刺激的感覺能力；

2）**敏捷性**：反應速度，靈活程度；

3）**耐受性**：對於反應強度和時間的耐受程度；

4）**可塑性**：對外界變化的適應能力；

5）**興奮性**：情緒反應的強弱和外露程度；

6）**外傾性和內傾性**：言語、動作、情緒等表現傾向於外或內。

3. 不同的性格：後天形成習慣行為

先天已成的不同的氣質類型（高級神經運作方式），在後天成長和老去的漫長過程中，通過學習、生活、工作一系列的日常人生，形成的習慣、習性和行為的模式。

① 三類性格簡化模式

生理學家把人的性格簡化為以下三類。

1）**A 型性格**：競爭意識強，敢為人先，但一直處於「緊繃」，有損健康，易焦慮、煩躁，影響與人關係；

2）**B 型性格**：知足、隨和、樂觀，容易適應多數工作，會處理人際關係，但事業性、進取性不高。

3）**C 型性格**：忍耐、克制、少言，有獨特見解，但過度壓抑會有心理障礙。

② 幾種性格特點舉例

實際上性格特點眾多，下舉六例，從強項、弱點和干預三方面作初步瞭解。

1）**豁達開朗**：生性豪爽，言行坦率，真誠相見，善於交往；但是失之謹慎，時遭暗算，因處事單刀直入導致失誤，易遭他人攻擊。

懂得自己對事物考慮太過簡單，而出現偏差，不必因他人攻擊而激怒。豁達開朗的性格是難能可貴的。心態平靜，很少疑慮，笑看人生，不計得失。對於正常生活，或面對疾病，都有積極意義。

2）熱心助人：溫和友善，隨和，慷慨大方，樂善好施，忙於助人，對別人的感覺很敏鋭，但忽略了自己的需要，否認問題存在。

要懂得付出多不一定回報更多，還要懂得樂於助人也要肯定自己，控制及改善好自己的情緒反應。

3）多愁善感：心胸狹窄，孤僻消沉，抑鬱寡言，不露聲色，獨來獨行。對周圍人、事、物不滿多多，耿耿於懷，常常埋怨心中。容易發生心理異常，患上身心疾病。

多交流，多參群，多溝通，有怨要説要訴。參加家庭或集體類的各種活動，如唱歌、音樂、運動、旅遊、聚會，除憂解愁，心胸豁朗，緩解緊張情緒。

4）孤傲自尊：唯我獨尊，英雄逞強，好為人師，高傲自大，獨斷專行，性情急躁，易於發怒。容易患心腦血管方面的疾病，直接影響健康。

多讀點書，增長知識，拓寬眼界，開闊胸懷，移情易性，強化修養，正視自己，知道山外有山。

5）謹小慎微：謹慎有餘，膽小怕事，懦弱多疑，交友很少，難於合作共事，適應性差，應變力弱。

強迫自己與親友多交往，在與各種人的接觸中增加膽識，擴大視野，敢於暴露個人心中的不快之事，學會界定大事與小事，慢慢懂得一些果斷的處理方法。至於一些生活瑣事，不必謹小慎微、惶惶不安，要淡然處之，一掠而過，從而減少焦慮和煩惱，增加快慰和寬心。

6）遲鈍沉悶：不喜交際，不愛活動，遇事沉默，很少表態，墨守成規，適應力差，庸人自擾。對新事物缺乏興趣，活在今不如昔的不快中。

通過自言自語或與人暢談，多多發洩內心和感情上壓抑，傾吐心中不滿、積怨及憤恨，以獲得精神心理狀態的協調。

③ 對性格弱點有三個懂得

面對於自己的性格，特別性格上的弱點，要有三個懂得：

其一，懂得任何性格不可能十全十美，有強項，必有弱點；

其二，懂得不讓性格中的強項掩蓋了弱點，特別關注和警惕性格中的弱點；

其三，懂得性格並非一成不變，在漫長的人生中可以努力修正自身的性格弱點，不要習慣成自然。

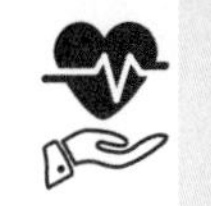

播下一個行為，收穫一種習慣；播下一種習慣，收穫一種性格；播下一種性格，收穫一種命運。

④ 性格弱點的歷史故事

歷史上性格決定命運的事比比皆是，性格中許多弱點，如果不注意去克服，會成為失敗的根源。歷史人物所表現出來的性格弱點，也許能給我們現代人帶來一點有用的啟迪，下面舉幾例。

1）二桃殺三士：春秋時齊景公帳下有三員大將：公孫接、田開疆、古冶子，雖然勇敢善戰、戰功彪炳，但有反叛禍患。三人都有性格弱點——恃功而驕、頭腦簡單。齊景公當眾賞賜他們兩顆珍貴的桃子。但三個人無法平分兩桃，便讓他們互比功勞，相互爭功，攻擊他人。最後在羞愧之餘，三人相繼自刎。兩顆桃子，兵不血刃去掉三個威脅。

2）指鹿為馬：趙高駕著一頭鹿隨從秦二世胡亥出行，當眾說：「這是一匹馬」。二世說：「丞相錯了，把鹿當做馬。」趙高說：「這確是一匹馬，希望陛下問一問群臣。」畏懼趙高的群臣中不少說是馬。秦王不再堅持，順從趙高的說法。此後趙高更專橫於朝廷。最終在趙高逼迫下秦二世自殺。胡亥因自己的性格弱點：少習刻薄，膽小懦弱，信讒不寤，只做了三年皇帝，列祖列宗歷經艱難統一中國建立的大秦帝國頓時傾覆，自己 24 歲便喪了命。

3）霸王別姬：秦末群雄四起，項羽擊破秦軍主力，領軍滅亡秦國，如日中天，自稱西楚霸王。在楚漢相爭中他居於上風。劉邦聯合各路勢力對付項羽。項羽猜疑亞父范增，又收納並信任詐降的漢謀士李左車。李引誘他進入十面埋伏的圈套。項羽攻心已決，連虞姬苦口婆心也覺囉嗦。大軍在垓下被劉邦聯軍打敗，四面楚歌，八千子弟兵散盡。項羽在烏江邊上自知大勢已去，在突圍前夕與虞姬決別，自刎身亡，年僅 31 歲。很明顯，剛烈暴躁，剛愎自用的性格弱點是霸王別姬自刎的原委。

4）關羽之死：本冊 3-07 中說到忠義的關雲長，兼有誠信和感恩之靈性、氣質。但他有個性格弱點：自以為是，傲氣太盛。諸葛亮制定的孫劉結盟是北定中原的基礎。但是關羽自恃勇武，對東吳始終踞傲不敬。孫權為自己兒子向關羽的女兒求婚，關羽不但拒絕，而且不留情面地說：「虎女焉能嫁給犬子」？反罵孫權為「犬」。關羽失守荊州，退走麥城，終被吳將捕獲處死。

4. 不同的階段：人生各期心理問題

匆匆人生，歷經不同人生階段，存有不同心理問題，仍應一把鑰匙開一把鎖，做出自我干預。這裡把前半人生 50 年分作六個階段討論。50 歲後，將在 4-05 中再述。

① 嬰兒幼兒期（3 歲以下）

人的心理活動是從嬰兒期開始的，嬰兒幼兒期的心理發展狀況，對畢生心理發展舉足輕重。對兒童進行良好心理培育遠比兒童肌體生長培育難得多。

下面列出嬰兒幼兒幾個心理特點，從正反兩個方位予以瞭解和干預。

1）依賴心理：嬰兒尋求與母親（或主要撫養者）親密聯繫的一種心理傾向。表現為哭、笑、叫、學語、吮吸、抓握、跟隨、身體依偎等。依戀是一種雙向情感交流過程。6 到 18 月大小嬰兒，認知能力發展，對母愛需要更為迫切。

父母要多多給予愛撫、擁抱、微笑，使大腦興奮和抑制過程協調，情緒安定，依戀的滿足與輕重直接影響兒童對周圍世界的信任感、他們的情緒情感、社會行為和性格特徵。

有意識地為孩子提供視、聽、觸覺等刺激，讓孩子在各項活動中多看、多聽、多摸、多嘗，鼓勵孩子去感知周圍的世界。對促進其生理功能和心理活動健康發展有益。

還必須注意，孩子自幼依戀依賴，特別聽話，不過家長不能被依賴太過，主動包辦孩子一切，壓制了孩子的積極性，最終可能滋生懶惰，甚至養出啃老一族。

2）佔有心理：有的孩子對自己的東西有太強的佔有慾，拒絕別人使用。

父母對於這樣的行為不要簡單地予以鼓勵和讚揚，佔有可能是貪婪心理的萌芽，如果不加以引導，就會助育本性中的佔有慾，甚至滋生獲取他人東西。

3）恐懼心理：孩子天生有勇敢的或膽小的，但是大多孩子對於一些事物的恐懼心理普遍存在，如怕毛絨東西，怕打雷等。

不要漠視，及早驅走孩子各種恐懼，避免他一生受困擾。或可採用輕聲安撫，使他感受支持；或抱起孩子慢慢感受未知事物，或柔言解釋讓他懂得並不可怕。

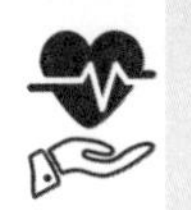

4）退縮心理：有些孩子不合群，只與自己家裡人在一起，甚至不願接觸同齡的孩童。

家長不要認為只是害羞膽小。需要從小加以積極的鼓勵引導，避免將來形成自閉和孤僻，避免長大後對陌生環境難適應。

② 兒童期（3 到 12 歲）

心理問題對兒童的學習、生活、人際交往、個性發展都會成為消極因素，進而可以演變成行為異常。下面列出幾項。

1）性心理：認清性別差別和差別的標誌，開始學習性角色規範和性別的情感傾向。

兒童的性心理主要來自自我觀察和模仿，以及周圍人對他們行為表現的反應。父母在這兩個方面要認真把好關，還要言教、身教。父母與兒童之間應該有一定感情交流的親近行為：如撫摩、親吻、摟抱等。但是要保持在一定的限度內，過少或過分都會有損於兒童身心健康發展。

2）恐懼心理：對於一些日常的事物產生過分強烈的緊張、恐懼和回避的情緒反應。常見三類：恐懼身體受傷害，如害怕上高樓、死亡等；恐懼自然事件，如洪水、地震、動物等；恐懼社交，如上學、見陌生人等。恐懼情緒是兒童期最常見的心理現象，絕大多數兒童都曾出現過。但明知某些事物實際上不危險，卻產生異乎尋常的恐懼，經百般勸解仍無法消除，則提示其患有恐懼症了。

從小要注意培養樂觀、開朗、勇敢的性格。家長身教很重要，對於某些危險事物時應鎮靜，以免對孩童造成不良示範。平時不要以某種自然現象或動物恐嚇孩子。學校應儘量營造溫馨的學習環境。

3）強迫心理：不自主、重複出現一些缺乏現實意義的、不合理的強迫觀念和強迫動作。強迫性觀念如意向性憂鬱、無原因自責和強迫性窮思等。強迫動作表現為強迫計數、強迫洗滌、強迫性做某動作等。3 ～ 7 歲是出現某些強迫動作的高峰年齡。一般隨年齡增長而逐漸消失。

日常生活中，鼓勵兒童多參加集體活動，培養豁達、開朗的個性品質。治療應取得家長的充分理解和積極配合。若強迫行為嚴重，需提供心理諮詢和治療，採取措施消除其心因性緊張。

4）焦慮心理：突然出現的恐懼感，無明顯軀體原因。敏感、多慮、煩惱、缺乏自信，難適應新環境，遇挫折就緊張害怕。嚴重時出現睡眠不良、夜驚、食慾不振、心慌、出汗、尿頻、便秘等。多見於低年級兒童，女孩略高於男孩。

應為他們創造良好環境，改進教育方式，消除引發焦慮的各種刺激因素，同時配合心理治療。

兒童時期保持初心、童心是人生一件十分美好的事情，甚至是一生中最為美好的東西，父母要同孩童一起努力，建立、充實、保持和留存童心。什麼是童心？很難說全：美好安心、輕鬆自由、情感真純、興奮活潑、簡簡單單、易於滿足、浪漫幻想……。難道這一切不就是完美心理嗎？當然現實生活與理想生活有很大差距。但是作為孩童，在一生中唯有的這麼幾年時間，享受理想生活，並沐浴在完美心理（童心）的陽光下，父母怎麼能不給他呢？

③ 青春期（12 到 18 歲）

開始所謂心理斷乳期，在心理上想極力脫離父母的保護及對父母的依戀，實際上不容易在短時間內適應獨立生活。初中時期（12 ～ 15 歲）是少年發育高峰期，性的發育幾乎達到成熟。這種生理上發生的巨大變化，使得心理整合上出現一時混亂，並導致一系列心理問題，下面三個「不知道」的心理問題接踵而來，可以一瞥青春期逆反心理的無奈和無助。

1）不知道以如何姿態出現於世：生理發育帶來外觀變化，直接產生了要改變形象的迫切需求。如何改變才能得到他人肯定和喜歡？因為無解，就片面追求外表的華麗：酷的打扮，有色染髮，特立獨行，展示自我的變質，反而暴露了心理上空虛。

2）不知道如何讓父母理解他們的想法：一些願望及要求常常受到父母的阻止和干涉，由此而造成他們與父母感情的疏遠。難以與父母的關係再度恢復到兒童時期那種親密的程度。與父母關係的不融洽到底是誰的錯？他們感到孤獨寂寞，外觀上冷漠憂鬱。

3）不知道如何確立在同學中應有地位：不管原來一向優秀的，還是原來不怎麼優秀的，在此青春時期都增加了獲得自尊的需要，也期望在同伴中居於優越的地位。但是往往事與願違。可能會困擾各方面能力略顯不足的學生，產生自卑心理，變得壓抑沉默，對生活缺乏熱情。

④成人一期，成長探索期（18 到 30 歲）

生理上已是成人，但是心理上還非「成人」，處於迷茫和探索。不管單

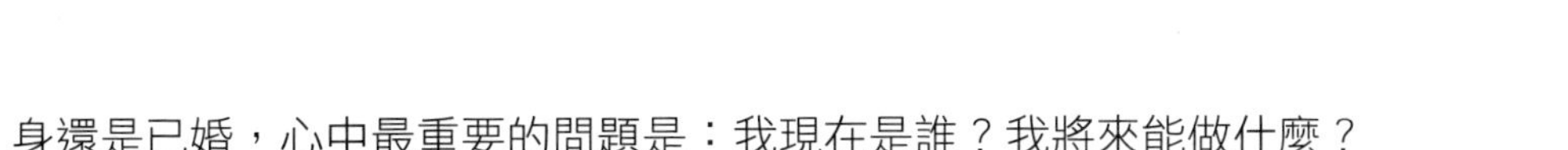

身還是已婚，心中最重要的問題是：我現在是誰？我將來能做什麼？

這個階段自己進行三件事：制定自己的職業規劃和預定近期目標；大膽嘗試，發憤學習，不怕苦累，敢於前進，接受新事物，積累經驗能力；從家庭或親人那裡中獲得情感和支持。

⑤ 成人二期，努力奮鬥期（30 到 40 歲）

人生基本定位，事業有成，家庭建立，生活穩定，工作更忙碌，自信心更強。

根據實際需要，及時修改目標。保持事業發展的穩定和勢頭。保持工作和家庭之間的平衡。

⑥ 成人三期，期望更好期（40 到 50 歲）

自己的經驗、創造力和工作效率都達到高峰。生理上還沒有明顯走下坡路，心理上已經完成成熟。人生的黃金時期，可以更上一層樓。

不要讓「我要老了」、自以為是等負面情緒佔據心頭。更多參加社會活動和公眾交流。廣泛交友，交一些人品正、能量正、博學的真朋友。對上、中、下三代親人關懷備至，情愛深厚。

5. 不同的異常心理

心理異常是大腦生理生化功能出現病態的障礙，以及在人與外界世界之間失調的基礎上所產生的對客觀現實的異常反應。大致有下列六類，一般都需要找心理醫生進行診斷和治療。

① 焦慮障礙

一種出於內心的緊張和壓力感，表現為心煩意亂、內心不安、產生恐懼。

② 抑鬱障礙

從悶悶不樂到悲痛欲絕的不同程度的心緒低落，表現為反應遲鈍、興趣缺失、難以關注、負罪感，甚至產生自殺念頭。

③ 軀體形式障礙

一種神經官能症，長久擔憂自己患病，相信軀體某處出現的症狀是有病的表現，即便多次就醫或檢查正常都難以消除疑惑。

④人格障礙

形成一種生活方式和人際關係的異常的行為模式，明顯偏離特定文化背景和一般認知方式。

⑤ 睡眠障礙

較長時間（一月以上）睡眠量不正常，以及睡眠中出現異常行為。

⑥ 進食障礙

故意拒絕進食、節食或嘔吐，使得體重減輕，營養不良；或者發生不可克制的貪食等。

4-04 心理港灣——少年夫妻老來伴

☆ 彌足珍貴的情感，包括愛情、親情、血濃之情，都與和諧家庭相關聯。對於那些似乎「奇怪」的家庭，如丁克、無子女、同性、孤兒棄女等，要祛「怪」，見怪不怪，因為家庭的和諧並不在於組成的模式、成員的特殊和結構的缺失。對於那些真正昏亂的家庭，必須糾亂，在心理上撥亂反正。只有構建穩固久長的正向親情維繫，家庭才能成為最可靠的心理港灣。

心理學家認為，對於情緒、心緒影響力最大，最為重要的環境因素是家庭。有兩類特殊家庭：一類特在組成和成員上；另一類特在情感上。如果用正向親情和心緒心理這兩把尺來衡量一下，前者應屬正常；後者肯定異常。對於兩類家庭都需要修心：只是對於前者，我們不能帶著有色眼鏡去看，見怪不怪；對於後者，期望他們從心緒和情感的迷思中跳出來，撥亂反正。

1. 見怪不怪之一：丁克一族

英文 Double Income No Kids 四個單詞第一個字母組合成 DINK，即丁克的諧音。指一些具有生育能力，因為主觀原因而選擇不生育子女的人群和家庭。嚴格來説，因為客觀原因引起（經濟狀況、工作忙碌、生活環境、婚姻關係、生育能力），都不在此列。

丁克發源於上世紀 60 年代的美國，從上世紀 80 年代起在中國悄悄興起。

在心理上，丁克夫婦有自己的想法，主要有三。

1）實現自我價值：魚與熊掌不可兼得，人生苦短，精力有限。讓自己的才華在有限的時間內儘量放大，更為有效地發揮自身能力，實現自我價值。打算在事業上有所成就，不願意為了女生養耗去自己不可多得的時間和精力。

2）提升生活品質：認為父母輩生活太累了。教育子女的昂貴費用，現代社會的劇烈競爭，讓人望而生畏。摒棄傳統中國人的忍辱負重為後代犧牲的生活模式，傳宗接代只是身外之物。更看重自身的幸福、快樂和輕鬆。

3）怕生孩子：看到婦女分娩的痛苦、婦科疾病的折磨以及養育兒女的艱辛，決定此生不生孩子。

丁克夫婦有較牢固的愛情紐帶，在婚前有共同的選擇和共識，把丁克作為他們婚後的一種主體生活方式，並經營與享受自己的丁克生活。需要全社會理解和接受。作為他們的父母、親人、朋友、同事要尊重他們的生活。有什麼可以奇怪的？更不能責難。

即便到了中年隨著客觀狀況變化而「反悔」丁克，重新生育，也毫不奇怪。

2. 見怪不怪之二：不孕不育

與丁克夫婦一樣，家庭沒有子女。與丁克不一樣，原因為男女一方不育或不孕，而且他們迫切期待生育。疏通三方面的心緒，有利家庭和諧。

第一，不能相互責怪。這是發生在夫婦之間的不確定事件，不是誰的錯，不是誰應當負全責的。唯一對策是雙方同濟共舟。

第二，補救的措施必須是雙方經過充分商量後產生的成熟方案，而且必須因地制宜，量力而行。

第三，如果以後得到的子女不是你們血脈（如領養）或者並非全部血脈（如用他人的精或卵），在運作前更要有加倍的協商（包括與上一輩的溝通）和準備工作。也要為以後可能出現的諸多問題，一一做好預案。

生殖技術的進步帶來了補救不孕不育的多種選擇：

1）試管嬰兒：採用人工方法讓卵細胞和精子在體外受精，並進行早期胚胎發育，然後移植到母體子宮內發育。某些國家和地區也允許，移植到其他女性子宮內發育（代孕）。

2）試管嬰兒使用他人精或卵：因為父或母一方缺陷，某些國家和地區允許，借助其他健康男女的精或卵作為替代，進行試管嬰兒。可自孕，也可代孕。

3）領養：領養非自身血脈的孤兒或棄兒。

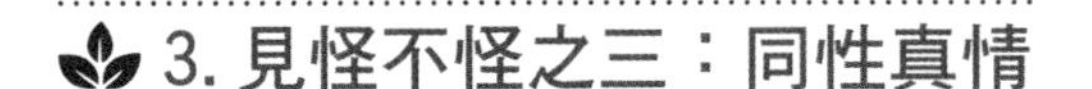

3. 見怪不怪之三：同性真情

在《知人體真相》「2-01 人體密碼生兒育女」中已經知曉，同性戀是人體生長發育的結果，是人體正常的性取向。同樣同性戀配偶、同性戀家庭並不奇怪。一些國家和地區在法律上已經承認同性戀婚姻，以及他們用其他方法生育和領養的孩子。作為深入開放的國家，全社會對同性戀情和同性婚姻應當予以理解和接受。讓他們像正常家庭一樣，從地下走向常態。

作為醫生，筆者傾向於不支持變性手術。這裡有三個問題，望三思而行之：

1）變性術會損害健康，術後仍有不少醫療問題；

2）變性術後並非真的脱胎換骨，目前技術只能做到形態上相似而已，難以變性成一個完美的她或他；

3）變性術難以逆轉，今後怎樣適應社會和生存是變性者必須長期面對問題。

4. 見怪不怪之四：孤兒棄女

因為同情或不孕不育領養孤兒棄女，組成沒有血緣的特殊家庭。這是大愛的家庭，值得尊重和讚揚。但是也存在一些特殊的心理問題需要注意。

父母在領養前要有萬全的心理和物質準備，要問清自己並答明三個問題：

1）能不能視如己出，給孩子全部的愛？一旦有了自己親生孩子後仍如此？

2）能不能遲或早讓孩子知道「不是親生」？能不能承受孩子長大後去找或去認親生父母？

3）能不能耐心應對並努力解決孩子可能存在的諸多心理問題？

被領養的孤兒棄女能不能適應和融入新家庭，有兩個至關重要的因素與此相關：一是領養時孩子的年齡的幼與長；二是父母對孩子付出的愛多與少。儘管如此，被領養子女都有一些類同的心理問題，需要父母高度關注和積極疏解。

1）少安全感：缺乏父母的愛，即便有愛也不是一對一的。認為整個世界都拋棄了他們，不可信賴。內心很敏感，自我保護能力很強，防備心理很重，不相信他人。即便身邊有人關心，而且他內心也渴望關心，但仍然懷疑別有用心，會傷害他。

2）自卑：發現自己和別人不同，沒有人陪伴、分擔和分享。常把自己的痛苦歸於「不乖」，自慚形穢。一種是顯性的自卑。覺得自己什麼都不如別人，通常安靜、自閉、膽小、緊張，默默無聞，不願與人相處。

另外一種是隱性的自卑。與上相反，似乎活潑、開朗、堅強。渴望在眾人中顯示自己，得到讚美。為了自己亮眼，願意付出許多努力。但一旦遭受挫折和打擊容易崩潰。實際上內心還是自卑，只是不願讓人看到自卑。

3）自私：明白自己孤單一人，為保證自己不受任何傷害只有靠自己。所以佔有慾很強，表現自私。處理周圍的人、事、物時，先想到自己，少為別人考慮。自己總是第一位的。

「世上只有媽媽好，有媽的孩子像個寶，投進媽媽的懷抱，幸福享不了。」

「我想有個家，一個不需要華麗的地方，在我疲倦的時候，我會想到它……」當我們哼唱這些歌曲時，心中就會浮起對孤兒棄女深深的辛酸：幼年失去父母，本來對孩子就是沉重打擊，況且有的孩子被拋棄，或父母因意外、甚至是家庭暴力、犯罪離世的，對於孩子的心靈創傷是終身的。

讓他們重新停泊在家庭這個心理港灣裡吧！

5. 撥亂反正之一：啃老咬老

啃老族（eaten-old groups），最早出現於英國，指一些不升學、不就業，終日無所事事的族群。在中國主要指 23 ～ 30 歲之間，具謀生能力，卻仍靠父母供養的年輕人。咬老是指不顧父母養老的困難，強行侵佔他們的房、款。近年來亂象有擴大趨向，啃老咬老成為破壞家庭和諧的一大亂象。

更有另類啃老。先看每天下午放學時一幅景象：彎腰老人一手提著沉重的書包，一手緊拉孫子女，緩緩前行；那位出了校門的規矩學生搖身變成公子哥兒：左手熱腸，右手冰糕，嘻笑打罵，扔了書包。初一看，老幼和諧，其樂融融，幼童玩耍，天性使然。深一想，孝道顛倒，始於幼教，啃老根源，

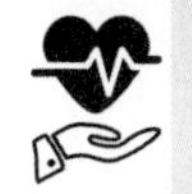

如何能消？

這裡，有獨生子女一代的社會原因，也有從小疏於以三觀為主靈性教育的父母原因。不過，啃老子女自身也有不少心理障礙。

1）夢想脫離現實：自視甚高，對目標設置太高，現實工作不滿意或不能勝任，不從自身找原因，急於滿足自己所需，一直轉換工作。

2）喪失自信：缺乏磨練，害怕失敗，因一次工作失利，就產生挫折感，信心遭受打擊，不敢面對就業。

3）自閉型：在家自以為是，在外與社會接觸能力卻很差，而造成自然隔閡，心理上及能力上都無法適應社會。

4）家庭溺愛：認真讀書只為滿足父母期待，擁有高學歷卻不懂自己將來打算，在家自認「老大」，在外卻成「縮頭烏龜」，處處是「媽寶」，丟不開「奶瓶」，堂而皇之當「米蟲」。

執意啃老和願被啃老，有家庭上下二代人（甚至三代）雙方的問題。冰凍三尺，非一日之寒，這樣的家庭「和諧」，只有化大力氣從根本消除上述心理問題後，才能挽回和維護。《杭州市老年人權益保障規定》徵求意見稿中提出，禁止有獨立生活能力的子女啃老，引發社會關注。

6. 撥亂反正之二：離合二難

結婚，二人共同選擇愛到白頭。離婚，後悔當初選擇，準備放手。除了利益衝突、出軌變心等剛性原因之外，更多的是隱性原因，叫做「雙方感情問題」。隨著女性自主地位提升，這一類離婚越來越多。到底勸離還是勸合確是個兩難話題。下面把有關的心理迷團作簡單解讀，期待當事者吾日三省，從自身角度尋找原因，撥亂反正。也希望當事者三思而後行，離易合難。

1）別強加於人：不明白對方需要什麼，就把自己的想法和意見強壓在對方身上，絲毫沒有考慮對方能不能接受。久而久之對方覺得累了，只能選擇退出。

2）理解要相向而行：常為一些芝麻蒜皮小事吵架，而且認為錯在對方，總是認為對方不理解你，卻沒有明白，其實你又何曾瞭解過他。瞭解和理解是相互的，換位思考，站在對方一邊多考慮。

3）人非聖賢，不自以為是：一方總是覺得自己足夠的好（有才能，或有事業，或有容貌），對方是高攀。不珍惜，不愛護，理所當然地呼來喚去，做這做那。長久以往，被當作僕人的對方，當然不甘於僕人身份，選擇離開你。

4）退一步海闊天空：有時彼此明明相愛，也彼此理解，可是稍有分歧和爭論，一個以為不會走，另一個以為會回頭，說出離婚真就離了。儘管心裡捨不得，最終卻因為太過倔強。所以在婚姻裡，總有一方需要讓步，總有一人需要回頭。

7. 撥亂反正之三：單親相依

單親由各因素造成，如離異、配偶死亡、未婚先孕等。其中離婚後單親家庭佔多。雖然孩子大多與母親同住，而且一般認為母子關係會更密切，但據調查，只有不到 50% 的母子關係能保持離婚前那般融洽。如何重建相依的親子關係，首要的是母或父要跳出心理的誤區，成為孩子的心理引導者。

單親家庭的心理誤區不少，務必關注。

1）心理暗示影響孩子：單親的家長把出現的種種矛盾和問題都歸咎於家庭的不完整，訴說孩子缺少父愛（或母愛）很可憐等，使孩子也認為自己不正常。

2）攻擊排斥對方：不讓對方接觸孩子，或搬遷到對方找不到的地方，讓孩子見不到父親或母親。把對方貶得一無是處，向孩子灌輸敵對情緒。使得孩子性格偏離正常。

3）過分溺愛孩子：覺得愧欠孩子，溺愛是單親家庭的通病。孩子有任何要求，都無條件滿足。他的抗挫折能力不經磨煉，容易形成孤僻、自傲、任性、自私等性格缺失。

通過坦誠的溝通和鼓勵，幫助孩子扔掉心理包袱。

1）平靜告訴孩子關於父母離異的事實，鼓勵孩子勇敢面對現實。將要開始一種新生活，會遇到一些困難，需共同努力克服。但無論出現什麼問題，爸媽都像以前一樣愛你，永遠不變。

2）父母離婚對孩子最大的打擊是失去安全感。所以讓孩子知道，雖然父母離婚了，但生活同以前一樣安全和穩定，不必擔心什麼。無論出現什麼問題，爸媽都像以前一樣愛你。撫養孩子一方要允許孩子與另一方聯繫，不

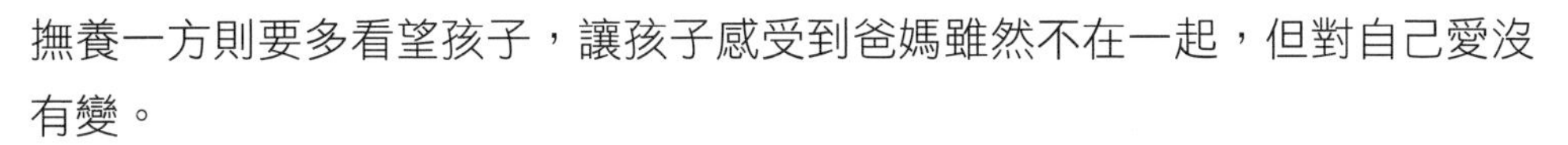

撫養一方則要多看望孩子，讓孩子感受到爸媽雖然不在一起，但對自己愛沒有變。

3）單親家庭中的兩代人之間往往在情感上過於親密和依賴，容易產生負面效應。要在相依中各自獨立，讓孩子和自己都有獨立的生活。

8. 撥亂反正之四：重組再衡

離異後的家庭再次重組，倘若有一方或雙方的前婚子女加入，如何使得重組家庭成為重新家庭，而不是重傷家庭，並非輕而易舉。這裡主要說一說做好繼母角色，在心理上要平衡的兩個方向。

1）**平衡繼母與生母：**首先，不取代生母。任何時候繼母都不要嘗試取代生母，在孩子心中永遠留給生母的位置無可撼動，孩子給生母的親子的愛，以及給予繼母的繼子的愛，不相矛盾。只有繼者充分尊重前任，允許和樂意孩子與生父母保持穩固的聯繫，孩子才願意與繼母建立新的家庭關係。

其次，不比較生母。好的人際關係建立在雙方心心相印之上，大實話、真心話最有心理穿透力。忍氣吞聲換不來順暢的人際關係。直面問題，坦率承認自己永遠無法與親母相比，但會盡力當好繼母。讓孩子也放下苛求和敵視，給彼此一個真正建立關係的機會。繼母坦然真誠的把自己能做什麼不能做什麼，都跟孩子申明，反易贏得孩子的真心和尊重。

2）**平衡繼子女與親子女：**孩子自有天性，兩類孩子本是陌生人，相處需要時間。家長不必期待太高。孩子們熟悉過程中出現的各種衝突自然看做正常。繼母盡少介入孩子們之間的事，最好讓他們自己處理。如果鬧到繼母那裡，千萬勿當裁判，而要擔當傾聽和引導的角色。事件處理的結果並不重要，重要的是在處理中繼母展現的接納、傾聽、包容、關愛和公平。

9. 正向親情 = 和諧家庭 = 心理港灣

親情，特指親屬之間的那種特殊的感情，不管對方怎樣也會愛對方，無論貧窮或富有，無論健康或疾病。愛情成熟成長為親情，所謂少年夫妻老來伴。三情中最為久長最為牢固的是親情。親情的特點是互相的，是雙通道，不是單向的，不是專一的。

家庭和諧並不取決於房子多大，而是房裡的笑聲有多甜；不是能開多豪華的車，而是開著車能平安到家；不是愛人多漂亮，而是愛人的笑容多燦爛；不是在成功時有多少甜言蜜語，而是在失意時有個聲音對你說「沒事，有我在」。和諧家庭是正向親情的必然源泉。

所謂心理上安全感，無非就是有一個地方你始終想回去，也能夠回去，那就是和諧家庭——最可靠的心理港灣。在人生大海上隨波逐浪許久，正向親情穩穩地把你領航入家庭的港灣，這正是你魂繫夢繞的天堂：恬靜、溫馨、安寧、舒坦。

4-05 心態年輕——人老心可以不老

☆ 老年期後延，不等於你會不老；平均預期壽命增長，不等於你的壽命一定增長。健康、快樂、幸福的老年是夕陽的餘輝，彌足珍貴，稍縱即逝。身體老化無法避免，人老心可以不老。老年人修心，嘗試保持心態年輕。調適正向心境，試一試，從養育四個心做起：開放之心、耐和之心、孩童之心和寬仁之心。

1. 老年期重劃：老人不老　年輕有望

長期來聯合國世界衛生組織將 60 歲或 65 歲作為老年期的開始，在《知人體真相》的 4-07 中已有敘述。

對全球人體素質和平均壽命進行調查分析後，近來世衛組織對年齡的劃分標準作出更新。規定將人的一生分成五個年齡段，即：44 歲以下為青年人；45 歲到 59 歲為中年人；60 至 74 歲為年輕的老年人；75 歲到 89 歲為老年人；90 歲以上為長壽老年人。五個年齡段的新劃分有幾個特點：

1）增加了年輕老年人的新劃分，雖屬老人，但仍年輕，不算老；

2）真正確定為老年人從 75 歲才開始，比以前整整晚了十年；

3）長壽始於 90 歲，表明人類壽命有大幅度上升。

新的劃分將人類的衰老期整整推遲了 10 年，這對人們心理健康及抗衰老意志將產生積極的影響。

2. 老年期知命：百年不久　只爭朝夕

必須知命：老年期後延，不等於你會不老；平均預期壽命增長，不等於你的壽命一定增長；人老，細胞老化身體衰老客觀進行，不等於你可以長命百歲。

從 60 來歲退休算起，離平均預期壽命不過二十年上下。扣除「眼不見，耳重聽，走勿動，食無味，丟三落四易忘記，張冠李戴拎不清」的終老期之外，可以自我支配、自由飛翔並自在享用的時間還有多久呢？即便百歲，也不久長。

我們不得不在酸楚中品嘗甜蜜，——請盡多享用甜的滋味。

我們不得不在悲壯中迎接未來，——請盡多延長甜的滋味。

嘗試在早晨張開雙眼時感謝上蒼恩賜：不確定中有了確定，我又得到新的美好的今天。

嘗試在早晨張開雙眼時勉勵自己努力：繼續經營真健康，要變不確定為確定，我才繼續可以得到新的美好的明天。

健康、快樂、幸福的老年是黃昏時的夕陽及日落前的餘輝，如此美艷奪目如此絢麗多彩，多麼值得全身心地欣賞、品嘗並享用，不爭朝夕更待何時？尚存的的美好時光，彌足珍貴，稍縱即逝，務必牢牢抓住，緊緊把握！

為什麼老年人對於珍惜歲月有更深刻的體念呢？因為他們閱歷久長，反思有時間，最主要還是離開終點較近。

3. 老年期金貴：三自歲月　倍加珍惜

對於畢生辛勞的打工族和歷經磨難的老一代來說，退休後終老前才有幸踏上新的人生台階。在時空座標上這是一個健康、時間、金錢三者皆有的交集點，也可能是此生唯一的、最後的機會。

可以自我支配，因為我不再是名利的奴隸、事業的牛馬和地位的傀儡。

可以自在享用，因為我肩上已沒有了奉老攜幼的責任，背上已沒有了養家、貸房、購車的包袱，心上已沒有了競爭的躁動、利益的誘惑和的人際的壓力。

可以自由飛翔，因為我現在仍然「眼可見，耳能聽，走得動，食有味，不忘記，拎得清」。

這樣的黃金歲月，應當成為人生高點，巍然屹立，頂天立地。

這樣的黃金歲月，如同生命匯江入海，一望無際，海闊天空。

不過，我們還應當清醒地懂得，這樣的黃金歲月一生只有一次，是美好的也是難得的，是輕鬆的也是唯一的，是僅存的也是最後的。

4. 老年人修心：避免生氣　心平氣和

制怒，心平氣和是老年人修心的要務，在本冊 4-02 中已有較多討論。心理學提出五個避免生氣的方法，對於老人一樣有用：

1）**躲避**：對於負面的人、事、物繞道而行，可避則避，玩不過不玩了；

2）**轉移**：一旦生氣，做別的事，走別的路，把氣沖緩，睡一覺就忘了；

3）**釋放**：不去回罵別人，而是找知心人談談，釋放情緒，把氣分小慢出；

4）**昇華**：你說你的，我做我的，人家越說，我越好好幹，反其道而行之；

5）**控制**：調適心態，控制情緒，學會制怒，犯不著一般計較。

百病生於氣。生氣更易使老年人心理失衡，進一步導致部分器官發生病理變化，使得原有的老年病惡化，甚至危及生命。所以說，有些人不是老死的，不是病死的，而是氣死的，並非危言聳聽。老年期最需要心平氣和。

有人發現，改革開放後內地老幹部的壽命明顯高於文革期間，不少人高壽九十多歲，究其原因就是：心寬體健不生氣。文革十年一輪又一輪批修鬥資的風浪下，老幹部有些被鬥死，更多是在黑白顛倒的迷思下被氣死。

盡管二千多年前我們的老祖宗早已經懂得「養心為先」的道理，但是在應對心理問題時，西方人要比東方人重視得多，在平衡心態方面，西方老人也比東方老人做得好，不得不引起我們反省。

5. 老年人年輕：四心養育　延年益壽

美國紐約精神醫學專家在調查了近百名九十歲以上美國老人的生活狀況後發現，老人們的長壽通常有十九項共同特徵，其中八項與心態和心境的樂觀豁達、積極向上有關。老年健康，修心為先。

人有七情六慾，心緒、情緒是生命必然組成。老年人修心，調適正向心境。試一試，從養育四個心做起。

① 開心（開放之心）：做到三開

讓透亮的心隨著歡悅的節奏自由搏動，這就叫做開心。

1）笑口常開：只要用樂觀的心態仔細感受，那麼不管生活給予什麼，我們都能感覺到真實的快樂。如果內心是悲觀的消極的，那麼從生活中接收到的資訊都將是傷感的痛苦的。多多聽些並學些西方人的幽默和北京人的調侃，博得自己和他人一笑。據説當年皇宮裡不許罵髒話，地位低下的太監遇到不爽，心中有氣，只好説些挖苦人的損話，在心領神會的開口一笑中，氣就消了。

2) 敞開襟懷：學會自我安慰，麵包會有的，一切都會有的，不必擔心。心情無拘無束，無所紛擾，十分暢快，如同王力宏在《暢爽開懷》那首歌中唱的：「別讓你太神經太緊繃，現在就放輕鬆，別讓肩膀太重，把煩惱扔到太空……」。敞開襟懷，拋開不快和不平，剩下的當然是舒坦和歡欣。

3) 打開心扉：外面的世界很精彩，在人際關系中打開心扉，雙向溝通，用心換心，以誠對誠。經常提醒自己，主動調整情緒，自覺注意言行，久而久之就會在與人為善中形成一種健康而平和的情緒模式，並造就人際關係的良性循環。

② 耐心（耐和之心）：做到三不

耐心是安靜而又穩定的心理素質或性格脾氣，並非生來俱有。人到老年，更有改善之必要。

1）不急：做事情過生活，談不上運籌帷幄，但要有主副，分層次，不必三步並作兩步，關鍵在於走好，走完第一步再走第二步。不急自己，也不被人急。安如夜空，穩如泰山。

2）不煩：對瑣雜事，要不厭其煩，化煩為簡；對負面事，要多想正面，避免心煩意亂；對麻煩事，可避則避，不可避則靜心面對。

3）不叨：無論對錯，無論事關緊要，都不要象唐僧一樣在別人耳邊沒完沒了地嘮嘮叨叨，輕則引人討厭，重則惹是生非。

③ 童心（孩童之心）：做到三童

百歲老人老子的養心良方之一是：「聖人皆孩之」。童心不泯，便能返老還童；心境年輕，使人延年益壽。所謂的平常心，其原型其實是童心。

1）童性：回歸原始的童性。簡單、單純，則快活快樂；無忌無猜，則無憂無慮；百無禁忌，百無煩惱，則氣順心悦；清清純純，平平常常，當然心平氣和。

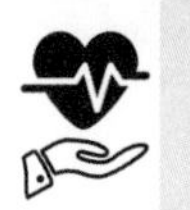

2）童真：童心可愛在於真，童真的歲月，天真的心靈，純真的情感，對於飽經人間滄桑、滿臉紅塵灰土的老人，如同久旱中雨霖、酷暑後浴淋，何等清涼，何等珍貴！真實、真誠、真情，真善美，真的最美！

3）童趣：孩童氣，少年狂，人來瘋，老來俏，盡情又節制地重拾童年時腔調、興趣和愛好，鶴發童顏，青春再煥不是夢。

④ 寬心（寬仁之心）：做到三有

心量寬大才能站得高看得遠，才能有愛人容人恕人的雅量、肚量和氣量。

1）有愛：愛家人，愛朋友，愛他人……，愛世界，愛社會，愛生命……，仁愛無疆，真愛無價。

2）有容：能容天上飛來的——橫禍怨屈，能容地下冒出的——流言蜚語，能容身旁發生的——家事變故，能容遠處傳來的——兇訊噩耗，有容乃大，心大容大，容大心更大。

3）有恕：「恕」字，即「如心」，也就是「如自己的心」。通過對自己「心」的觀察，知道自己不喜歡什麼，而不將這些別人也不喜歡的事情強加於人。這就是論語中所說的「己所不欲，勿施於人」。

養育「四心」，是越老越要做的長久功課，必須持之以恆，因為：

透亮的心＋安穩的心＋平常的心＋寬大的心＝心態年輕≈延年益壽

6. 老年人減速：放緩減少　放下降低

老年期畢竟是人生的最後的時期，生理、心理都發生衰老的下行變化，老人對生活的適應能力也日益減弱。減速，無可避免。

1）以前太快的步調要放緩：中青年時期的高速快車要停油門踩剎車了，慢一拍不礙事，一步分作二步走，懂得保養這輛老車的關鍵是，節能、慢行、少損。

2）以前太多的東西要減少：為自己的抽屜減肥，為自己的貯櫃減肥，為自己的錢包減肥，為自己的肚子減肥，輕裝上路，身不帶來，死不帶去。

3）以前太重的責任要放下：社會、事業、兒女、養家……，費心盡力，無數的責任業已完成，從今往後，更應管好自己的健康，過好自己的生活。

4）以前太高的期望要降低：實現不了的理想，不理也罷，何必魂牽夢繫；無法達到的目標，放棄無妨，請勿日思夜想。已經到了這樣的時候：放掉手上連接夢想風箏的繩索，平靜地看著它飛走，不必惋惜不要難過。與其想入非非，好高騖遠，不如腳踏實地，穩步前行。緩緩地、輕輕地走自己餘下的路，悠悠地、呵呵地笑著向青春告別。

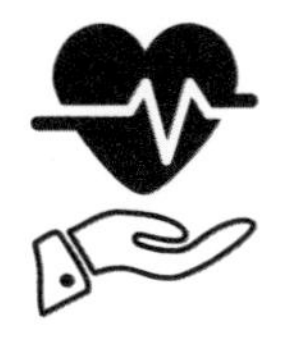

讀後提要

- 心緒、情緒是一種心理狀態，受控於大腦邊緣系統。
- 基本情緒有七類，其中三類屬負性反向情緒，分別是恐懼 - 焦慮，激怒 - 氣憤和驚慌 - 孤獨。
- 自我疏通長期鬱積的負性反向的心境，是調適正向情緒前提：懂得刪除清空，懂得改善自己、懂得悟靈昇華、懂得不傷別人。
- 遠離四種負向情緒的陰氣：怨氣、賭氣、怒氣和慪氣。
- 避免生大氣，有四個平氣之舉：躲離生氣的環境，轉移生氣的方向，釋放生氣的毒素，調控生氣的因果。
- 歷經不同人生階段，存有不同心理問題，應一把鑰匙開一把鎖，做出自我干預。
- 在人生大海上隨波逐浪許久，正向親情穩穩地把你領航入和諧家庭，這是最可靠的心理港灣和魂繫夢繞的人間天堂。
- 老年期後延，不等於你會不老；身體老化無法避免，人老心可以不老。
- 老年在時空座標上是健康、時間、金錢三者皆有的交集點，可以自我支配，可以自在享用，可以自由飛翔。
- 健康、快樂、幸福的老年是夕陽的餘輝，彌足珍貴，稍縱即逝，緩緩地、輕輕地走好自己餘下的路。

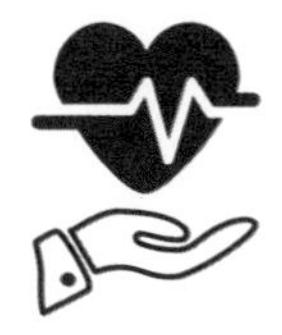

Part 5

養身之道：
調適日常的生活

5-01
生活方式——改善不改變

5-02
食物食品——均衡不失衡

5-03
生活習慣——微調不大調

5-04
網絡手機——可用不可迷

5-05
養身十惑——能聽不能信

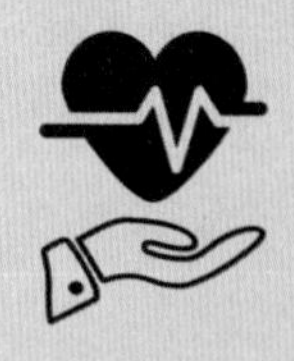

主要內容

養護身體，在於調適生活，就是把日常生活微調得適當些。

養身真正目標是：從生活方式入手，改善改良日常的生活。複雜繁瑣是當下益壽養生中的頭痛問題，大道至簡，簡單化應是當今養生虛熱的一帖清醒藥。養身力求簡單，以少變應萬變。

食是日常生活第一要事。敘述健康飲食的主要矛盾、五項原則、基本菜單、平時習慣和食品安全的問題。每個問題後均有「但是」，為的是説明：養身不絕對，因人而異，因時而異，因地而異。

討論了喝水、排泄、穿著、睡眠、活動（運動）五樣日常生活習慣中的養身之道，對照一下屬於自己的那套生活習慣，是不是健康？要不要微調？

網絡手機成為日常生活一部分。但是低頭族成形，帶來了健康和安全隱患。這把雙刃劍對日常生活方方面面都帶來不小影響，老年人更易受害。虛擬世界不是天堂，也不是地獄，我們不能迷路。

十種養身謬見困惑許多人，剖析錯誤和偽裝，弄清受惑、受害的認識歧路，能使我們進一步知曉益壽真相。

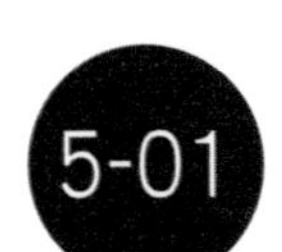

5-01 生活方式——改善不改變

☆養身真正的目標是：從生活方式入手，改善改良日常的生活。複雜繁瑣是當下養身中的頭痛問題，排山倒海的養生資訊讓人無所適從。大道至簡，簡單化應是當今養生虛熱的一帖清醒藥。被譽為養生專家的院士，其養生之道只是保持行之有效的生活模式長期不變。對百歲老人國內外多次調查表明，居然找不到特別的長壽經驗。力求最簡單，以少變應萬變是養身的一個真相。

1. 改善生活的活動模式：生活方式

養身是本冊中第五個真相，而且是最需要知道的真相。因為當下養身已經被弄得複雜繁瑣、面目全非、令人頭疼了。

其實養身，養護身體，真正的目標是：從生活方式入手，改善改良日常的生活。這裡有三個主要思路。

1）**日常生活**：衣食住行，吃喝拉撒睡等。

2）**改善改良**：對日常生活只是微調，慢調，調得合適一點，不做什麼大改變，大顛覆。

3）**生活方式**：指個人及其家庭的日常生活的活動模式與行為特徵。從生活方式出發，調適這條主線，並非生活細枝末節的全盤改變，更不是所謂奇方妙法的各種嘗試。

2. 五花八門的養身資訊：複雜繁瑣

當今各種的媒體（特別自媒體）上，推薦的形形色色的養生資訊、方法如海嘯般擁向大眾，五花八門，讓人應接不暇，千奇百怪，使人不知所措。

比如，說吃肉不好，尤其肥肉，易引發高血脂、血管硬化、脂肪肝、乳腺癌、腸炎。讓人嚇得不敢吃一點點肉。而另一種意見卻說，不少長壽老人天天吃肥肉，人體激素由脂肪合成，不吃肉不利於健康。

養身成時尚，跟流行，一陣風，走馬燈，輪著紅，養得很繁，活得更煩。

已故著名中醫學家、筆者朋友潘朝曦教授在《中國奇事多》一詩中敘述了養身亂象，下面摘錄幾段：

忽而說，吃了鹵膏治病妙，一時間：人成板鴨，統一醃製，天天鹵水泡。

忽而說，空腹飲水有奇效，一大早：直脖張口，冷水猛倒，肚裡發洪澇。

忽而說，氣功強大太神奇，呼啦啦：成批躺倒，一呼一吸，肚皮起波濤。

忽而百病吃醋蛋，忽而傾城練長跑，忽而富了吃肉，忽而減肥吃草（野菜），

忽而按摩洗腳，忽而壯陽吃屌（牛鞭、羊鞭等），

忽而讓人洗腸，忽而勸人補腦……

奇奇怪怪，怪怪奇奇，

我不知道，可愛而又可悲的人們，何時才能從奇與怪中解套？

早點結束這種，自我折騰，自我惡搞！

3. 清淨無為的道家養身：大道至簡

老子的清淨無為是道家的養身之道。有兩個層次：無為和有為。無為，即讓事物按照自身的必然性自由發展，不橫加干涉，不以有為去影響事物的自然進程。無為並非不求有所作為，只是指凡事不要違反「天時、地性、人心」，不要憑主觀願望和想像行事。有為，指合理的作為、積極的作為，實際上也是合適的作為、簡單的作為。無為和有為，與本冊 Part 1 和 2 中說到的天道（順天之道）和人道（自衛之道）相似。

大道至簡，簡單化是養身的一個道理，一種真相。對於當下社會上被複雜化、繁瑣化、庸俗化的養身虛熱，可以成為一帖清涼劑或清醒藥。

4. 院士學長的養身之道：不變少變

筆者的老學長、老兄長秦伯益院士，現年 88 歲，從中國軍事醫學科學院院長的官位退下來後積極從事社會工作，被譽為養生專家和社會活動家。在寫作本書期間我曾專程看望。他紅光滿臉，精神抖擻，思維清晰，在口音朗朗的 5 小時多長談中親口對我敘述了他對養生的看法。

他說他沒有養生之道，只是保持心態平衡，順其自然，想吃就吃，想玩就玩。人們問他吃什麼好，睡覺頭朝南好還是朝北好，走路手甩著好還是背

著好，這些問題他從來不想，一天到晚想這些就處於焦慮。活得痛快，心態平衡，順其自然最好。

他告訴我，鐘南山院士長期勤於體能鍛煉，很有成效。但對他不合適，各有各的活法，每個人不一樣。他不做運動，不忌飲食，不吃保健品。還保持著每天服用適量安眠藥早睡（他是藥理學家），半夜起身勤於寫作和思維。這是他的生活模式，合理並科學地保持著同一個模式，幾十年不變。如今仍精神飽滿，身心健康，最近體檢各項指標都正常，從來沒有住過醫院。

我恍然大悟：形成一種適合自己，並且科學合理的相對固定的生活模式，長期保持，基本不變或少變，正是老學長的養生之道，大道至簡！

有位西方的養生博士説過：規律作息不等於簡單的早睡早起。每個人的生物鐘節奏受到先天基因和後天環境影響，會有很大區別。如果習慣「晚睡晚起」，或者每天只睡 5 ～ 6 個小時，可能都是正常的。只要生活規律，睡眠品質高，每天精力充沛，就不用擔心，要避免的是頻繁改變生活模式和睡眠節奏，導致生物鐘紊亂。

5. 百歲老人的長命經驗：簡單平淡

2018 年無錫市進行了 4000 名百歲老人的居住環境、生活方式、飲食習慣的多指標普查。結果沒有發現任何有普遍意義的規律，比較共同的是心態都比較樂觀，總是樂呵呵的，很少愁眉苦臉。

2017 年四川成都市老齡委曾對 720 名百歲老人進行調查，為了搞清什麼樣的生活方式能夠讓人長壽。調查結果因人而異，沒有共同的長壽經驗。只是百歲老人中 89% 都屬於「樂天派」。

上海市老年學學會編寫的《百歲老人話健康》一書，公開上海 50 名百歲老人的養生經驗，也是各不相同，一樣的地方是「心胸開朗」。

最近美國科學家對 700 名百歲老人進行了三年跟蹤研究，並揭開他們長壽的一個秘密：性格開朗，很少發愁，基本不發火，一輩子保持心平氣。沒有發現其他特別的秘密。

我們看到壽星們的唯一共性：樂觀開朗。如此平淡，如此簡單，卻發人深思。

6. 實事求是的養身方略：懂得三異

養生搞得如此複雜，都是生搬硬套和盲目跟風作的怪。五花八門的益壽養生該聽誰的？

如果能夠做到因人、因時、因地制宜，養身就會簡單多了。

1）因人而異：養身必須重視每個人在年齡、性別、心理、生理狀態、長期習慣、生活模式等因素上各有差異。

2）因時而異：日出而作、日落而息，一日之內有晝夜和十二時辰交替，一年四季和二十四節氣有序變化。

3）因地而異：居住於不同的環境、地域，以及東西南北都可以影響養身。

養身的具體方法並不能放之四海而皆準。選擇的原則是：適合自己的方法才是最好的方法。一刀切、一鍋端、一根筋，一哄上，都可能事與願違，反受其害。

7. 有效易行的養身做法：做到三簡

以少變應萬變，求簡是養身的真相。在簡單中順自然，據科學，求合理。便能使益壽落到實處。

1）可記，簡單不復雜：越簡單的理念和方法，越搞得懂，記得住，當然也讓養身的方向越清晰，目標越明白。

2）可行，簡便不困難：簡便，是指方便做到，有實際的應用價值和確定的可行性，益壽的任務才能真正地落實和堅持。

3）可續，簡化不繁瑣：益壽是一項長期或終身的任務，對於適合自己而且行之有效的方式和方法，盡可能地簡化，盡可能融入自己日常作息中，成為生活可持續的一部分。

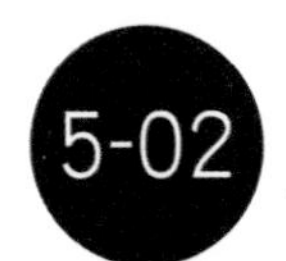

5-02 食物食品——均衡不失衡

☆ 食是日常生活第一要事，本課不說，能吃什麼不吃什麼？或什麼食品能長壽，什麼可治病？主要討論：如何均衡好自己的每日幾餐，怎樣調適入口的平常食品。從健康飲食的主要矛盾、世衛組織五項原則和基本菜單說起，再敘述注重飲食平時習慣和食品安全。每個問題後均有「但是」，為的是說明：養身不絕對，不一刀切，因人而異，因時而異，因地而異。

1. 食多動少是主要矛盾：但各人不同

物質豐富、生活富足後，吃得好、吃得精、營養過剩，活動量少，導致肥胖、便秘、高血脂，使得神經、消化、解毒等調節功能和細胞新陳代謝飽受影響，久而久之，疾病大幅上升：腸道癌、冠心病、高血壓、糖尿病、痛風、腦卒中（中風）等。

這些所謂富貴病，有兩個特點引人注意：

1）是慢性病中發生率最高，死亡率也最高，慢性病之所以年年上升成為健康主要威脅，富貴病功不可沒；

2）上述這些疾病，原來以中老年人發生為主。近年來出現發病的年輕化，富貴病也是功不可沒。

對於大多數人來說，食多動少是生活方式中主要矛盾和最大問題。管住嘴＋邁開腿，便成為養身必須要做的第一件事。

均衡飲食和控制進食在三種狀況下特別關注：肥胖的學生孩童；應酬多、夜生活多的中青年；聚會多、口福好的發福老人。

均衡飲食和控制進食管住三個重點，不難做到：糖（包括米麵食品、含糖飲料）；油（包括紅肉）；鹽。

均衡飲食和控制進食也有三種例外，不必刻意清淡、盲目求瘦：生長發育中的不肥胖兒童；懷孕中的媽咪；偏瘦的老人。

2. 世衛組織的飲食原則：但只是推薦

2019 年世衛組織與時俱進地向全世界推薦「健康飲食五項原則」。注意，只是推薦意見，也就是說沒有要求人們 100% 執行，各地各人依據自己的實際狀況，以此為原則來考慮。

① 原則一：食物多樣化

飲食必須包括多種新鮮的、富有營養的食物，實現均衡飲食。

1）主食多選全穀物，小麥、玉米、小米、燕麥和糙米等，還有薯類和豆類。

2）每日食用大量新鮮水果和蔬菜，適當攝入一些肉、魚、蛋、奶。

3）選擇生蔬菜、無鹽堅果和新鮮水果作為正餐之間的零食。放棄高糖、高脂、高鹽的食物。水果汁不能替代水果，水果不能替代蔬菜。

② 原則二：控鹽

攝入過多的鹽會讓血壓升高，而高血壓是心臟病和中風的主要危險因素。推薦量 5 克 / 天。大部分人吃鹽太多，應減少鹽攝入。

1）做菜時少放鹽，少用醬油、魚露等含鹽調味品。

2）拒絕含鹽量高的零食，選擇新鮮的健康零食而不是加工食品。

3）罐頭或脱水的蔬菜、堅果和水果也可選擇，但要不加鹽、糖的產品。

4）餐桌上不擺鹽瓶子，避免就餐時再加鹽。味蕾可以很快適應清淡的食物。

5）檢查食物標籤，挑選鈉含量較低的產品。控鹽就是控鈉，蘇打水含鈉，即使不含能量，也不能替代白水大量飲用。

③ 原則三：控油

油脂也是健康飲食的必要組成，但攝入過多會增加肥胖、心臟病和中風的風險。一些不健康的油脂應該全力避免，比如工業生產中產生的反式脂肪酸。

1）減少使用黃油、豬油等動物油，用豆油、菜籽油、玉米油、葵花籽油等植物油替代。

2）減少紅肉（豬、牛、羊等畜肉）的食用量，更多選擇禽肉、魚肉等白肉。白肉的脂肪含量一般低於紅肉。儘量不吃香腸、火腿等加工肉類。

3）烹飪時儘量使用蒸或煮的方法，避免油炸。

4）檢查食物的營養標籤，拒絕含有反式脂肪酸的加工食品，謹慎選擇預包裝的零食、速食、烘焙糕點和油炸食品。

④原則四：限糖

與鹽一樣，注意加工食品和飲料中可能存在的「看不見的糖」，減少糖攝人。

1）限制各種糖果和含糖飲料的攝入，例如碳酸飲料、果汁、果汁飲料、調味水、能量飲料和運動飲料、茶飲料、咖啡飲料以及調味牛奶飲料。

2）選擇新鮮的、健康的零食，放棄含糖加工食品。

3）限制給兒童提供含糖食物。兩歲以下兒童的輔食中完全不應該添加鹽和糖。對於較大年齡的兒童，也應該控制糖的攝人量。

4）如果對甜食情有獨鐘，偶而過過癮也是可以的，注意挑選小包裝或用甜味劑的食品。

⑤ 原則五：限酒

健康飲食中沒有酒精的一席之地。飲酒過量或者過於頻繁飲酒，可能直接造成健康問題。不推薦飲酒。

3. 平衡膳食有基本菜單：但可以加減

中科院院士王隴德教授為 40 歲以上人開出一份每日膳食的基本菜單，形象地使用結構與數量的「十個網球」（拳頭大小）原則，簡單、方便、易操作：

1）**肉類**：不超過一個網球大小；

2）**主食**：兩個網球大小；

3）**水果**：三個網球大小；

4）**蔬菜**：四個網球大小。

此外，還加上保證膳食營養的「四個一」原則：一個雞蛋、一斤牛奶、一小把堅果、一塊撲克牌大小的豆腐。

一張很簡單的菜單，參考世衛組織那些建議，作一些加減，每日均衡膳食要做到，不困難，不費力。我們終於可以簡單養身了，不至於為了養身，連今天到底燒什麼菜，吃什麼飯，喝什麼水都不知所措，左右為難了。

4. 注重飲食的平時習慣：但靈活掌控

① 規律定時飲食

胃腸道是人體最大的消化、吸收器官，還有排毒和免疫等重要功能。它的節率影響全身健康。對準胃腸道的生物鐘是食的大事。胃腸道對於食物的處理一般需 4 ～ 6 小時，所以前次就餐後 4 ～ 6 小時，會產生功能性饑餓感，隨之分泌一些消化酶，協助的腸道微生物也各就各位。每日三餐相隔 4 ～ 6 小時也由此而來。

如果三餐時間不規則，沒有對準胃腸道的生物鐘，胃腸道不知所措，倉促應對或空腹運作。結果一些消化酶分泌損害黏膜，腸道微生物無所適從，機體免疫力也受影響。

三餐定時定量吃飯，是均衡飲食必不可少的。當然在日常生活中，吃飯時間和量、質不可能一成不變，比如過年過節，比如飯店聚餐，比如國際旅遊。可以適度調整。

② 警惕夜宵重視早餐

第四餐——夜宵對於健康的損害已為多項研究證實。除了搞亂胃腸道的生物鐘和導致肥胖和疾病外，量多質劣也是大問題：燒烤、油炸、高脂肪、高嘌呤、重麻辣……。因工作加班，非吃不可的加餐，要選擇較清淡、低熱量的食物。

與其相反，每日必須吃早餐，而且要吃好，保證一定的熱量和蛋白質。

③ 晚飯吃早吃少

為了不影響睡眠和消化吸收，晚餐最好在 6、7 點鐘，不能晚於 9 時。不得已吃晚了，要飯後 2 小時才去睡覺。

④ 在家做飯細嚼慢嚥

如有可能，儘量在家做飯，在家吃飯。研究表明，先素菜、再葷食、後飯食的吃法有利於預防糖尿病和肥胖。慢慢吃，細嚼慢嚥，吃飯時不看電視，可以降低心血管病、糖尿病風險，還能充分享受美味。

⑤ 少吃或不吃下列食品

反季節的蔬菜水果；加過工的食品、零食；以前不曾見過的稀奇食品；沒有正規包裝、沒有出廠和過期日期的食品；路邊流動攤販做的小吃，特別燒烤類；預先切好的水果；敞開擺放的冷拌食品。

5. 守住飲食的安全界線：但不要誤解

世衛組織對食源性疾病（foodborne disease）的專業定義是：通過攝食方式各種致病因素進入人體內，引起具有感染或中毒性質的一類疾病。即由食品污染而引起的一類疾病。

食入的致病因素可以是生物性的（病原體）和化學性的（有毒物質），大致分為下列五類：細菌（如沙門氏菌等），病毒（如甲肝病毒等），寄生蟲（如阿米巴原蟲等），生物性（如花生和飼料中的黃麴霉素等），化學性（如農藥等）。

① 飲食安全線被擊破的原因

1）迅速城市化使得在外進食大幅增加，食品衛生保障不到位；

2）環境污染物對食品的污染增加；

3）對於食品中的毒物、添加劑、激素、抗生素等監管不力；

4）致病微生物加快變異，引起新暴發，增加治療難度。

② 維護食品安全六要點

世衛組織提出食品安全六要點，為我們守住飲食的安全線作參考。其實內容老生常談，但必須多說，因為這些措施雖然行之有效，但是我們沒有做到或做好。

1）保持食物清潔：拿食品前必須洗手；便後洗手；經常清洗和消毒用於準備食品的所有場所和設備；避免蟲、鼠等動物進入廚房或接近食物。

2）生熟食物分開：生的肉、禽和海產品與其他食物分開；處理生的食物有專用的設備和用具；用器皿儲存食物，避免生熟食物互相接觸。

3）食物做熟：食物徹底做熟，尤其肉、禽、蛋和海產品；湯、煲的食物必須煮開；肉、禽類的汁水要呈清色，而不能是淡紅色的；熟食再次加熱必須徹底。

4）保持食物的安全溫度：熟食在室溫下存放不得超過 2 小時；熟食和易腐爛的食物應及時冷藏，5℃以下；熟食在食用前應保持溫度在 60℃以上；冰箱不能過久儲存食物；冷凍食物不能在室溫下化凍。

5）使用安全的水和原材料：使用安全的水和冰；選擇新鮮和有益健康的食物；選擇經安全加工的食品，如低熱消毒牛奶；水果和蔬菜必須洗乾淨，生食時更應如此；不吃超過保存期的食物。

6）外出就餐：選擇具有餐飲服務許可證、環境及管理較好的飯店就餐；不在無證飯店、路邊攤用餐；就餐前注意觀察食物有否異常，不吃腐敗變質和未燒熟煮透的食品；發現食品安全問題舉報投訴。

特別提醒外賣快送到家，在享受方便時，更要加倍關注安全和衛生問題。

③ 對食品安全的誤導和誤解

食品安全步步驚險，應對之道是管住嘴巴。不過當下對於食品安全的草木皆兵，卻導致另外一種傾向，什麼都有問題，都不能吃。難道要封住嘴巴？

自媒體上牽強附會地傳説：西瓜裂了，大講膨大劑（氯吡脲）的危害；香蕉黃了，扯出催熟劑（乙烯利）的危害；豆腐白了，擔心凝聚劑（石膏或葡萄糖酸）不安全……。如此一來，幾乎所有的食品都是有問題的。

較多的一種誤解是：在某食品中發現了某「有害」細菌、某「有害」物質或加工時加入的某「有害」加工劑，或者它們的濃度超標，就認定食品安全有問題。

這裡必須説明四點：

1）實際上絕大部分食品和食物中上述三類潛在的「有害」物都可能存在。為什麼説「潛在」？就是只有當它們超過了一定數量或濃度時才會有害。

2）有一些食品必須加工，添加劑（加工劑）中使用的數量或濃度很低，在安全範圍內。如上述的膨大劑（氯吡脲）、催熟劑（乙烯利）、凝聚劑都是長期常規使用的，劑量是安全的，沒問題。科學看待食品添加劑，不是非法

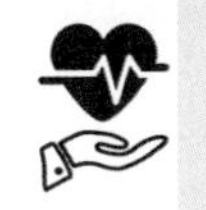

添加劑。

3）國際食品制定標準時，把這些潛在的「有害」的數量或濃度規範很低，離開可能有害的數量或濃度差很多，實驗和實踐已經證明不會引起任何問題。

4）各個國家和地區也會制定一些不同的食品規範的標準，雖然有的嚴一點，有的稍寬一點，但是都在國際規範標準之內，都離開有害還很遠。有的食品被人指為不符合標準，實際上是指高於某國家或地區的標準，仍然符合國際標準。當然相關標準有待改進和提高，但是仍在安全範圍內。

6. 忌口之說的醫學道理：但並非不吃

所謂忌口，就是指病人不該吃的東西。《黃帝內經》提出：「肝病禁辛，心病禁鹹，脾病禁酸，腎病禁甘，肺病禁苦。」傳統醫學注重忌口，現代醫學也如此。比如胰腺、膽囊疾病忌油食，高血壓病少鹽少油等。不過，醫學的忌口主要是針對病人而設的。

但是不實的養身經驗和食品安全之說氾濫，導致了「民以食為天」變成「民憂食怎選」。到底不該吃什麼？筆者認為，有三類狀況最好不吃：

1）對於有過敏性疾病的人，那些肯定含有過敏原的食物；

2）可能使得疾病加重或惡化的食物，比如高鹽食物對於高血壓病人，高嘌呤食物對於痛風病人，大肥肉對於肥胖者；

3）世衛組織已經認定的一類致癌物，如加工肉製品以及中式鹹魚。

有人問：「我很想吃某樣食物，不知能不能吃？」筆者認為，不該吃的東西，如不能忍也可吃，偶而吃點，少吃點。忌口是相對的。

膳食應當均衡，飲食安全線應當守住，這些都不錯。不過，益壽還包括生命的品質。胃口也是關乎生活質量的重要一環。特別老年人味蕾感覺退化，對美味的享受能力本已減弱。過度約束下的無味和苦行僧式的生活，不僅剝奪了老人不多的快樂，也不利於營養和健康。研究表明，胃口不好的老人死亡來得更早。

健康和養身何必壓力重重地與快樂和幸福對著幹，輕輕鬆鬆為好。何必刻意絕對、一絲不苟、憂心重重、吹毛求疵、過猶不及……，如果這樣，還能益壽嗎？

5-03 生活習慣——微調不大調

☆ 衣食住行、吃喝拉撒那些事，與生命需求、生理功能和自然規律息息相通。除上一課的食之外，本課又討論了喝水、排泄、穿著、睡眠、活動（運動）五樣日常生活習慣。在人類的進化過程中和以民族、家族為特性的生活方式下，每人都設立一套屬於自己的生活習慣。是否健康？要否調適？如果自己原來那套行之有效，身體健康，也不妨不調或微調，不必強求，不能一刀切。

1. 喝水

水是機體物質代謝必不可少的物質，成人體液以水為主要成分，其中細胞內液約佔體重的 40%，細胞外液佔 20%，是機體運行的重要保證。

養身傳聞中，每天一定要喝水 8 大杯、10 大杯，到底喝多少？下面提一些原則，供參考。

1）亦喝亦吃：在正常生理情況下成人每天需水 2000 ～ 3000 毫升，白開水最好。但是並非每天一定喝這樣量。因為水的攝入除喝還有吃，可以從含水豐富的食物、瓜果、蔬菜、飲料中吃和喝水。但要注意，不能以飲料代水。

2）按需而喝：夏多冬少。體力活動越強、夏天出汗越多，需要就越大。飲食偏乾、偏鹹都需要增加飲水。患有腎結石、糖尿病等疾病的人，每天喝水多一些有利健康。

3）不渴也喝：老年人神經反射遲鈍，口渴的信號遲遲不會引起飲水慾，常常缺水也不知飲水。因此不渴也常規性喝點水，少量多次。

4）晨起喝水：對於老人，早上起床後喝杯水有利於健康。一夜代謝後，消化道垃圾需要洗刷，血液黏度需要降低，循環血容量需要增加。早晨這杯水最好是溫的白開水。

5）睡前喝水：臨睡前適當喝點水，可以減少血液黏稠度，從而降低腦血栓風險。在乾燥的秋冬季節，水還可以滋潤呼吸道，幫助人更好的入睡。喝水時間在睡前半小時前，飲用量適當，不超過 200 毫升。睡前不要喝咖啡

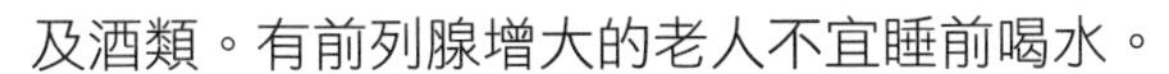

及酒類。有前列腺增大的老人不宜睡前喝水。

6）不一刀切：喝水重要，但是並非越多越好。有下列慢病不宜多喝水，要根據醫生要求適當減少喝水：高血壓、心力衰竭、腎炎、腎衰竭、尿毒症、肝硬化、肝癌、胃腸道疾病、急性膽囊炎、胰腺炎等。

7）喝茶少淡：喝茶應以少、淡為原則，與濃茶相伴不利健康，因為富含咖啡鹼刺激機體興奮，增加心臟負擔，影響睡眠；攝入鞣酸使食物蛋白形成難消化的沉澱，造成營養不良，加重習慣性便秘。喝茶要看體質，綠茶是涼性的，紅茶是熱性的，烏龍介於紅茶和綠茶之間，是平性的。

8）咖啡適量：每天 2 ～ 3 杯為限。常飲咖啡的老人每天需補鈣。不宜飲濃咖啡，能使人心跳加快，過度興奮失眠。患有動脈硬化、高血壓、心臟病、潰瘍病和孕婦，不飲或少飲咖啡。

2. 排泄

1）排便定時：前一天飲食經過一晝夜的消化、吸收，形成的排泄物貯於乙狀結腸，清晨起床後會引起排便反射，早餐後胃充盈引起腸蠕動也促進排便。因此生理上最佳排便時間應在早起或早餐後。養成每天定時排便習慣，等於設定了排便的定時鐘，可以避免習慣性便秘。不管有沒有便意，到時如廁，慢慢就會形成規律性排便的好習慣。

2）排便次數：每天 1 ～ 2 次，或二天 1 次，都為健康。

3）排便控時：排便時集中注意力，不讀書、不看報、不看手機、不打電話。每次排便時間控制在 5 ～ 10 分鐘以內。感覺有便意應及時入廁，做到欲排則排，排盡即起，避免空坐馬桶。

4）排便坐姿：坐馬桶上身體與大腿的角度在 35° 左右，最有利於排便。如果馬桶太高，可以放一個矮凳，人坐馬桶，雙腳踏在矮凳上，使得身體與大腿的角度接近 35°。也可以，排便時刻意彎下身體，減小這個角度。

5）排便不摒：老人排便時摒氣，腹壓增高，會使血壓急劇升高，很易發生心腦血管意外。所以老年人排便困難時不宜長久用力，應採取其他方法。為了安全，還要注意慢坐慢起。蹲著大便對老人不合適，應當避免。

6）夜尿不憋：老年人晚上怕影響睡眠經常憋尿，使膀胱充盈，交感神經過於興奮，在生理和心理雙重緊張之下，血壓升高、心跳加快，可能誘發心腦血管病，發生暈厥，或尿路疾病，嚴重的還可導致猝死。因此老年人有尿意要及時排尿，切不可長時間憋尿以防意外。

7）適度出汗：作為糞、尿之外人體又一條排泄通道，流汗幫助排除體內重金屬等毒物。老人在力所能及或沒有不適的情況下，應進行一些流汗的活動。夏日整天待在冷氣房而不出汗，不利健康。

3. 穿著

1）春捂秋凍：早春時節乍暖還寒，早晚溫差大，長者易著涼。此時別急於脫掉冬裝而換上較薄的春裝，仍要註意保暖，要「捂一捂」。春捂並非盲目多穿衣服，而要重點保護背、腰、腹、足底等部位。但捂過頭也不行，溫度超過 20 度要適當減衣，如果捂出汗，再被風一吹反易著涼。此時最好不要嫌麻煩，根據冷熱靈活調整穿衣。

所謂秋凍首先要看天時，初秋暑熱未消，不要匆忙加衣。到十月中下旬晚秋時節，氣溫迅速下降、早晚溫差大，特別秋冬交接常有冷空氣侵襲，此時如不及時增衣保暖，感冒和其他呼吸道疾病不請自來。老人不宜一味追求「秋凍」。

2）避免三緊：穿著宜寬鬆，不能穿狹窄瘦小的衣服，尤其忌領口緊（壓迫頸動脈竇中感受器，腦部發生供血不足）、腰口緊（影響腰部骨骼和肌肉的血液流通與營養供應，束縛腹腔影響腸蠕動）、襪口緊（影響足部血液循環）。

3）合適穿鞋：從健康和安全考慮，老人更應注意。

* 防滑性好：不大不小，既雙腳放鬆，也能跟腳防摔，底不要太平以防打滑，一旦鞋底防滑紋磨損厲害，就得丟棄。
* 保溫性好：使腳的溫度保持在 28 ～ 32 度，如低於 22 度，會影響血液循環。
* 透氣性好：若濕氣滯留鞋內過久，腳濕，散失熱量，易致著涼。
* 鞋底不厚不薄 1 ～ 2 厘米為宜：老年足弓彈性驟減，負重能力下降，要一定厚度有護弓性能。老年腳部與地面的接觸感減弱，易失去平衡導致摔跤，所以鞋底不能太薄。避免穿高跟鞋、中跟鞋或硬底鞋。
* 那種拖鞋式的鞋類在外出時避免。

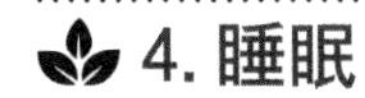

4. 睡眠

想睡就睡，累了就睡，週末補覺以及耗夜，都不是好的習慣。會打破已經運行的睡眠規律。要保持睡眠的規律，固定時間睡覺。

1）長短：成人 7 ～ 8 小時為宜，小兒增加些，長者可減少些，但是一定要保證 4 ～ 5 小時的生物鐘睡眠（23 時到凌晨 4 時）。睡眠並非越長越好，而且因人而異。觀察自己白天精神、情緒等是否良好，感覺都很舒服，就表明睡好了。

2）就寢：中醫養生推崇，子時大睡，午時小憩。子時從 23 時到凌晨 1 時，是一天中陰氣最重之時，子時前入睡有利於養陰。午時從 11 時到 13 時，是一天中陽氣最盛之時，此時開始午睡有利於養陽。

晚餐吃早些，在就寢二、三個小時前；吃消化些，少點纖維性食品，不太飽；吃清淡些，鹽吃太多，易口渴多喝水，使夜尿多影響睡眠。

3）深淺：正常睡眠中深睡和淺睡交替進行，入睡後很快進入深睡，維持 60 ～ 90 分鐘，又返回淺睡進入夢境，一夜如此交替 4 至 6 個週期。上半夜深睡較多出現，後半夜淺睡較多。老年時週期有所縮短和減少，其中淺睡比例有所增加。

淺睡時可能出現夢話笑聲，或翻身改變睡姿，或突然驚醒，並不是失眠。老人往往自以為睡眠不好，從擔心失眠到真正失眠，反成惡性循環。

4）起床：春夏應晚臥早起；秋季要早臥早起；冬天要早臥晚起。

老人起床宜慢不宜快，清晨血管應變力最差，如果驟然起床，容易導致大腦供血不足，也易引發心血管疾病。早晨起床前，不妨先躺在床上閉目養神 5 分鐘，伸伸懶腰，等完全清醒身體適應了，再慢慢起床。

5）睡姿：睡眠中 80% 時間會保持同一睡姿。

＊ 仰臥位時肢體與床鋪接觸面積最大，不易疲勞，有利肢體和大腦的血循環。

＊ 但有些老人仰臥位時易打鼾或張嘴睡覺，肺泡不能充分利用，細菌通過嘴進入肺。重度打鼾影響肺內氣體交換而出現低氧血症。可採取自然的右側臥位，臥如弓，最大程度放鬆全身肌肉，消除疲勞，幫助胃中食物朝十二指腸方向推動，有助消化吸收，還避免對心臟壓迫。

* 斜仰臥睡姿是不錯的選擇，仰臥基礎上身體微右偏 10 度左右，身體不易疲勞，並減少張嘴呼吸的發生。
* 肝膽不好，推薦左側臥；冠心病適合右側臥；食道反流左側臥，枕頭高置；肺氣腫適合仰臥，抬高頭部；頸椎病避仰臥，適合右側臥，枕頭高低軟硬適宜。
* 睡姿不必嚴格要求，多年習慣無需急改，睡眠為了放鬆，順其自然最好。

6）**睡處：**一張舒適的床直接影響生活質量和健康狀況。寬點好，低點好，是舒適和安全的基本要求。床墊軟硬適度，不致加重腰椎的負擔。要有木質床頭板，以防墻上的濕氣侵入。

7）**賴床：**不可取，反而會越睡越累，越起不了床。

8）**車睡：**如果坐車、坐飛機容易睡著，不是好事，表示你睡眠品質差，隨時都昏昏欲睡。

9）**午睡：**有效午休改善大腦代謝，而且不影響夜晚睡眠。前提是應註意正確的午休方式，否則事與願違。

* 餐後半小時後才休息，不應飯後即睡，下午三時後不要再睡午覺。
* 不睡太久，不超過一小時。時間過長，大腦中樞加深抑制，醒來後反而周身不適更困倦。
* 午休能躺在床上最好。
* 午睡不強求，也不是人人都需要的，長期沒有午睡習慣，或午睡效果不好，不午睡也無妨。

5. 活動

到底每天該有多少活動？對於不同人，如何控制適當適量的日常活動量？特別長者或病人。活動的關鍵詞是適度，即活動有度，因人而異，適合身體。

所謂適度運動是指低強度、有節奏、不中斷的運動。即每天運動消耗大約 2000 卡路里的熱量。

① 日常生活中不同活動相應的代謝當量

目前較科學的方法是按「代謝當量」進行更詳細的分級。即以空腹靜臥時的「基礎狀態」作為一個代謝當量（相當於每公斤體重每分鐘耗氧 3.5 毫升），再測定各種活動情況下，每公斤體重在單位時間內的耗氧量，即可換算出該活動為多少代謝當量。

為了方便實際使用，筆者把十多級代謝當量簡化為六級。

1）臥床或半臥位（1 ～ 1.2 當量）：如床上刷牙及吃飯、縫紉、編織。

2）很輕活動（1.5 ～ 2.0 當量）：如洗臉、梳頭、化妝、穿脱衣服、看電視、讀書、乘飛機、案頭寫作、打字、繪畫，掃地、坐著雕刻、修理收音機、弄花草。

3）輕度活動（2.5 ～ 3.0 當量）：做飯、揉面、用吸塵器、開小車、彈鋼琴、擦傢具。

4）中度活動（3.5 ～ 4.5 當量）：開重型汽車、游泳、騎自行車（慢速或中速）、慢行上小山坡或上樓、中等速度步行。

5）重度活動（5.0 ～ 7.0 當量）：拔草，鋤地，跳舞、掃雪鏟雪，快步上樓。

6）很重活動（7.0 ～ 9.0 當量）：劈木、砍樹、使用鐵鏟、鐵鎬、掄大錘。

② 行走和跑步的代謝當量

1）行走速度 1500 米／小時：1.5 ～ 2.0 當量；

2）行走速度 3000 米／小時：2.0 ～ 3.0 當量；

3）行走速度 4000 米／小時：3.0 ～ 4.0 當量；

4）行走速度 5000 米／小時：4.0 ～ 5.0 當量；

5）行走速度 6000 米／小時：5.0 ～ 6.0 當量；

6）行走速度 8000 米／小時：6.0 ～ 7.0 當量；

7）跑步速度 8000 米／小時：7.0 ～ 8.0 當量；

8）跑走速度 9000 米／小時：8.0 ～ 9.0 當量。

③ 代謝當量依照具體狀況可以上下浮動

代謝當量的確定只是相對精確，據此可自行測算。但是，實際生活中各人對各種活動的熟練程度有不同，或者耗力耗氧也有強弱，所以在規定的範圍裡，可以自行作一些上下修正，不宜生搬硬套。

④ 瞭解自己能夠勝任哪些活動或運動

在知曉各種活動的代謝當量後，重在瞭解自己在三種狀況下是否能夠勝任某級別的活動或運動：日常活動；養身鍛煉；病後康復。活動過程中怎樣掌控和監測自己的活動量不足還是太過？

活動前自測每分鐘脈搏數（15 秒鐘內脈搏數 X4）；活動完畢再測，然後每 5 分鐘測一次，直到恢復到活動前脈搏數為止；同時，有條件最好測定血壓值。

做了某代謝當量的活動後，出現下列四種狀況的任一種，便可以判斷活動過量，應停止。如此嘗試下，很容易找到適合自己身體的活動的度。

1）按 1.5～3.0 個代謝當量活動後，脈率比活動前增加 10 次／分或以上；

按 3.0 ～ 4.0 個代謝當量活動後，脈搏數增加 20 次／分或以上；

按 4.0 ～ 5.0 個代謝當量活動後，脈搏數增加 25 次／分。

2）任何活動量後 10 分鐘內，不能恢復活動前的脈搏數。

3）任何活動量後即刻，正常成人脈搏數超出了（220- 年齡）／分；老年人超出 120 次／分。

4）任何活動量後，收縮期血壓升高超過 20 毫米汞柱，或降低超過 10 毫米汞柱。

除了以上客觀指標外，在具體活動中，還應留心主觀感受。活動適度時，應該自覺舒適，有輕度疲勞感，食慾及睡眠良好。反之，即應警惕活動過度。

如果出現各種形式的心絞痛、明顯的氣短、心律失常、大量出汗、頭重腳輕感、手臂發麻、腿抽筋、噁心、臉色蒼白，應立即停止活動，必要時可服用急救藥或就醫。

有些長者如果對於調適日常生活習慣仍然感到麻煩，那麼記住並做到下面五個「不久」，很簡單不復雜：不久臥，不久坐，不久立，不久行，不久視（手機、電腦和電視）。

5-04 網絡手機——可用不可迷

☆ 如今電腦、手機、網絡無所不為，無處不在，世界為之發生翻天覆地的變化。上網滑屏成為日常生活的一部分。但是低頭族成形，帶來了健康和安全隱患，頸椎、眼睛、臉頰、腦、背等身體多處受到威脅。除此之外，這把雙刃劍對於日常生活的方方面面都帶來不小影響，長者更易受害。虛擬世界不是天堂，也不是地獄，在虛擬世界中不能迷路，努力用好這把雙刃劍。

1. 人握一機的自媒體、新媒體

網絡，或稱互聯網（internet），早在上世紀 60 年代初由美國國防部率先建立。80 ～ 90 年代突飛猛進的技術發展把網絡變成多業務、大數據的寬頻綜合數字網和跨國界的資訊高速公路。隨之，電視、購物、會議、發郵，甚至詐騙、攻擊、駭客……，網絡無所不為，世界為之發生翻天覆地變化！

1993 年世界上第一部智能手機誕生。2004 年臉書（Facebook）成為第一個社交網絡服務網站。微信（WeChat）是 2011 年推出的一個智能終端，提供即時通訊服務，通過網絡快速發送免費語音短信、視頻、圖片和文字，同時提供各種社交服務插件。

人握一機即可迅速發送、製作、接收全球資訊，本世紀最重要的科技和通信的革命，共同造就了自媒體和新媒體。

2. 上網滑屏成為生活一部分

網絡和微信迅速進入尋常百姓家，各階層人群紛紛觸網滑屏。豐富的資訊和多樣的服務，學習、交流、娛樂的資訊化衝浪中帶來了方便和快樂。上網滑屏已經成為全民各階層人群日常生活不可缺少的一部分。

善用網絡微信對於身心健康和日常生活帶來的好處不可否認：

1）便於學習、求知和益智，練腦健腦；

2）快速獲取最新外界資訊，耳聰目明；

3）與社會保持密切聯繫和直接溝通，拉近人與人之間距離；

4）大大提高工作和聯絡的效率；

5）五花八門的多樣服務極大豐富和便利了生活……。

3. 低頭族健康隱患

低頭族成群，帶來了健康隱患。所謂低頭族是指無論何時何地都作低頭狀，看手機螢幕、筆記本電腦上網、玩遊戲、看視頻，低頭成為一種共同的特徵。為此，低頭族的英文詞問世：phubbing。任何新事物都有正有反，沒有節制地長期上網，低頭看手機，帶來了健康隱患。

1）頸椎：低頭時前屈極限，即下巴碰到胸骨的狀態，一般不超過45°。而低頭族前屈幅度可達到 30° 上下，頸椎如此經常極度前屈，頸椎承受的重量明顯增大，會傷害頸椎，容易造成頸肩部肌肉僵硬。可能導致頸椎曲度改變、頸椎間盤突出、頸椎關節錯位等。

2）眼睛：手機、電腦螢光屏不斷變幻，視網膜上的視紫紅質會被消耗掉。各種字元上下翻滾，刺激眼睛，疲勞眼睛，進而影響視力。長時間注視電腦螢幕，眨眼減少，可引起乾眼症。還很容易引發白內障。

3）臉頰：會縮短脖子的肌肉，增加臉頰部位受到的地心引力，導致下頜鬆垂，還會導致臉頰下垂等。

4）腦：總低頭，頭部重心前傾，容易引起腦供血不足。

5）背：因為長期低頭，會導致駝背，久而久之，嚴重影響儀態。

6）發育：未成年孩子經常低頭看手機，會影響身體的發育，導致個子矮小。

4. 手機使用須安全

除了健康、生活等之外，低頭族外出時看手機，自己發生跌跤、撞車等事故，以及疏於照顧孩童，造成傷害意外，已頻頻發生。手機的安全問題令人注意。

下列狀況下不使用手機：在加油站加油槍附近；在雷電暴雨天氣時；在開車時；在高壓電站附近；在火車站或其他有大量用電的地方。

手機充電時不接聽，如必須接，要移去充電器；不在床上和木製傢具上充電。

5. 雙刃劍破壞生活

沒有節制、沒有理性地觸網滑屏，就是把這把雙刃劍「弊」那側的鋒口對準自己。除了健康之外，日常生活的方方面面被砍得七零八落，改得面目全非，下舉幾例。

1）淺層瀏覽，取代讀書：上網對人們最早的吸引力是方便、快捷和大量的資訊資料可供閱讀。「當閱讀變為表層瀏覽、淺層思維，人們看似誇誇其談、無所不知，事實上卻缺乏深入的、系統的、一貫的思考。」作家王蒙提出了「危險的信號」。有人調侃，網絡使知識份子變成了「知道分子」。

網上讀書，陷入流覽式、速食式、跳躍式、碎片式，這種習慣將致使思維能力弱化，思考不再深入，最終導致思想靈魂被疏遠，文化底蘊漸散失。有人說，網上讀書的人成不了讀書人。對於文化厚重的中國，無疑是不小的悲劇。對於以閱讀 - 思考 - 感悟為高品格的中國傳統文化生活，無疑是不輕的衝擊。

2）焦慮資訊，傷心生氣：中山大學對數百篇網上不實傳文分析後指出，在題目、內容、配圖上誇大喧染、捕風捉影，憑空捏造和散佈焦慮是它們的共同特點，正是有些網文作者用來吸引線民眼球的手法。誇大喧染——吸引眼球——增加點擊——漸成大 V——誤導與論——暗圖私利，是一個不負責任的網絡作文帖文的路線圖。

現在社會上流傳的負面資訊，幾乎都來自網絡和微信。面對這類難辨真假的新聞、消息、快訊時，不必沉緬或在意。反過來，如果我們日復一日甘願生活在網上的那些怨氣、賭氣、怒氣和慪氣之中，除了傷心就是生氣，經常焦慮甚至恐懼，怎麼可能做到心平氣和而延年益壽呢？

3）大小謠言，傳播害人：有位老人憤憤不平地向我「揭發」某高官曾經當過「漢奸」。把網上傳文內容與他年齡略作比較，令人可笑的是該高官當「漢奸」時才 11 歲。另外一位朋友把微信收到的一篇名作家前妻發現前夫又有小三的新聞搶先傳播多人，很快作家前妻和現妻發表《正式聲明》，澄清網上傳文是謠言，並要追究造謠者和傳謠者的法律責任。

網絡天地，泥沙俱下，魚龍混雜。由於不具真名，不負責任，難辨真假，使得顛倒黑白的造謠者可暗箱作業；由於缺乏紙質媒體那樣層層把關，不易追責，難於監督，使得別有用心的滋事者有可乘之機。如今網友充任網絡消息、傳文的「郵遞員」和「中轉站」，不在少數。不能做傳播謠言的「三姑六婆」而惹是生非，更不能讓躲在暗處的人當明槍使而有礙社會和諧。

4）網上騙術，容易上當：屢見不鮮的騙術有，以低價和小利（如中獎）為誘餌行騙；網絡釣魚竊取身份資訊帳號密碼；虛假廣告引你上鉤；冒名假難要求募捐……。老人求真辨假的能力有所下降，在網絡上寧可小心一點，保守一點。還是牢守「三不」底線為好：不在或儘量少在網上購物；不在網上與不認識的人和沒有關係的機構交流或打交道，特別警惕那些主動找你的陌生人和機構；不在網上把自己的身份資訊和帳號密碼告訴任何人或任何機構。

5）獨處虛擬，誤入「監獄」：網絡、微信、遊戲的虛擬世界令人流連，有個重要原因，它超脫於現實之外，好像一個美麗的桃花源。沒有地位的高低，沒有金錢的貴賤，沒有歧視，大家平等。

如果進入虛擬世界不能自拔，宅在家中，獨處虛擬，等於被關入了「網絡監獄」。殊不知，躲進網絡這個虛擬的環境，最終還得回到現實，並面對現實。如果用鍵盤上虛擬的所謂「移動社交」替代了現實生活中的傳統社交，生活步步變質，離開幸福、快樂、健康漸行漸遠。

6）沉迷網絡，家庭殺手：這樣的情景並不鮮見，一大家子三代人週末飯館聚餐，一陣吃喝後，各自低頭玩手機，互不交流。忽而全體起身，聚會結束，各奔東西。原來他們已在微信上互相道別分手。親情何在？做低頭族，對於夫妻感情、父母親情或子女感情的影響顯而易見。

6. 長者更容易受害

網絡微信很快成為老年生活的新方式和好朋友，源於長者自身的需求：

1）老年人空閒：從緊張、繁忙的工作崗位上退下來，可以使用的空閒時間大把大把；

2）老年人寂寞：子女、孫輩不在身邊，同事不再，如果朋友不多，更需要新的交流方式；

3）老年人寡聞：外出少，在家多，接觸和瞭解新老事物比以前大幅減少，亟待獲取外界資訊的新管道。

躲進網絡這個遠離現實的環境，去發洩也好，療傷也好，談情也好，年輕人大多數是抱有一種遊戲態度，時過境遷，比較淡定。而長者則不然，往往比較投入，信假為真，認真專一。老人在網上結識異性，打開心扉，談情說愛，上當受騙者有之。而且一旦受騙，所受傷害比年輕人更大。老年網戀已成為老年家庭的殺手。

據統計，2019 年中國銀髮低頭族已經破億。老人是假資訊的主要傳播人和受害者。美國有一項研究表明：長者容易分享假新聞的數量，是中年人二倍，是年輕人七倍。原因在於：

1）**時間富裕**：接觸假資訊的幾率較高，但缺乏對於新媒體的應對素養；

2）**識別力低**：隨年齡增長，認知、識別、記憶能力降低，容易採信反復出現的資訊和觀點；

3）**反應快**：對於超乎異常、不合常規的資訊容易情緒化，容易作出反應；

4）**社交圈子化**：更喜歡參加網上小圈子，有時作繭自縛，難以對資訊真偽做出比較、對比、識別和鑒定。

7. 虛擬世界不迷路

網絡迷路者，網絡成癮者，又稱網迷、網蟲（nethead）。主要有下列表現：上網後精神亢奮並樂此不疲；長時間連續使用網絡手機，每次都超過原來計劃，甚至達到 4 小時以上；上網後行為不能自制，常出現焦慮、情緒波動、煩躁不安等現象；對現實生活漸失興趣，甚至整夜遊蕩在虛幻世界中，白天則昏昏欲睡……。

網癮源自某些心理缺失，如孤獨孤僻、憂鬱悲傷、逃避現實、不滿社會、人際關係淡漠等。網癮反過來又加重或造成一些心理問題。

網上有燦爛的陽光，也有陰暗的角落。利用網絡和虛幻世界，設計行騙，人肉搜索群起攻擊，以公佈隱私脅迫，以發佈負面資訊敲詐錢財，乃至用假新聞、假照片攪亂人心煽起民怨，以網絡為武器製造動亂、發動戰爭……

虛幻世界不是天堂，也不是地獄，在虛幻世界中不能迷路，努力用好這把雙刃劍。網是死的，人是活的，活的人不應該被死的網控制。網絡世界可用不可迷，要做節制、理智、清醒的使用者。

5-05 養身十惑——能聽不能信

☆ 養身最後一課中收集了近期流傳較廣的、有代表性的十例「爆炸新聞」、「健康經典」或「養身訣竅」。雖然受者眾，卻被醫學常識和現實生活證明為錯誤和謬見。其中涉及了日常生活的方方面面：飲食、食品、補充營養品、使用保健品、活動、運動、吸煙……。剖析一些養身謬見，弄清受惑或受害的認識歧路，能使我們進一步知曉益壽真相。

1.「吃鹼性食物抗酸性體質」—— 生搬硬套　商業目的

這個錯誤說法氾濫全球多年，至今還有一定市場。把自然界的酸鹼度和酸鹼反應生搬硬套到人體內。貌似科學，其實為了宣傳並推銷所謂鹼性的產品和保健品，不少商業公司樂此不疲。

① 不同體液確有不同的酸鹼度

人體體液包括細胞的內液和外液（血液、組織液和淋巴液等）、分泌的各種消化液（唾液、胃酸、腸液、膽汁等）、排泄出的汗液和尿液等。不同體液有不同酸鹼度（pH 值）：如胃酸 1 ～ 2，如血液 7.45。有的體液的酸鹼度會有一些浮動，如正常尿液在 5.0 到 7.0 之間。

尿液酸鹼度會受飲食影響：吃肉、蛋、奶時，pH 值偏低些；吃蔬菜、水果相對偏高些。但尿液酸鹼度為腎臟調節的結果，而且尿液只是在膀胱內，不影響到人體其他部位。

② 醫學上沒有體質的酸性或鹼性

1）把血液或尿液或唾液作為代表，籠統稱之為人體體液，是片面的。

2）以某一種體液一時的酸鹼度來衡量所謂體質的酸鹼性，是不科學的。

3）體內本來就酸鹼共存，不管西醫或中醫都不存在所謂的體質的酸鹼性。

③ 體內有酸鹼平衡體系，使人體保持酸鹼平衡狀態

人體內有多個可靠的酸鹼平衡體系（如細胞、代謝、腎臟、呼吸），自動調節著體內酸鹼平衡。使得人體血液的 pH 值維持在 7.35 ～ 7.45 之間，呈弱鹼性。

血液的酸鹼平衡狀態保持平穩，酸鹼度不同的食物無法改變人體體液的酸鹼度。只是當發生為數很少的嚴重疾病，才有可能使得血液 pH 值下降。此時人體細胞將無法完成生理功能，結果導致一種少見的病症——酸中毒。酸中毒並不是所謂的「酸性體質」。高血壓、糖尿病、心臟病這些疾病也與所謂的「酸性體質」沒有關係。

④ 食物沒有酸性、鹼性之分

酸鹼體質論根據食物在體內代謝產物對體液酸鹼度的影響，把食物分為「酸性食物」和「鹼性食物」。但事實上每種食物含有多種化學成分，經過消化、吸收、代謝後會產生多種不同的代謝產物，有的酸性，有的鹼性，也很多中性。這樣劃分常常導致同一食物既被認為是「酸性食物」又被認為「鹼性食物」，難自圓其說。

無論何種食物，到胃裡都成酸性，因胃液為強酸。食物從胃進入腸道，又受鹼性的腸液影響，變成鹼性。所以所謂食物的鹼性或酸性，本身就是偽命題。

⑤ 一些食物有益並不因為鹼性

酸鹼體質論推薦了一些所謂「鹼性食物」（蔬菜、水果等），實際上都是均衡飲食中老生常談的一些健康食物。它們的保健和益壽作用基於能量低、纖維多，以及富含維他命、礦物元素等。而與所謂的鹼性沒有半點關係。

儘管酸鹼體質論已受到國內外科學家痛擊，但是運用這個概念，延伸出其他一些「養身秘方」仍然層出不窮，同樣應擦亮眼睛。比如自製手工酵素調出「弱鹼體質」，可以提前養身和預防疾病？比如癌症患者選擇所謂的「鹼性治療法」，即在輸液的時候放入鹼性的蘇打液體，通過中和身體「酸性」來治療癌症？

2.「大米飯也是垃圾食品」——錯換概念　言過其實

「白米飯是垃圾食品之王」？太震撼人了！其依據是，白米飯高糖、高熱量、低蛋白質、低維他命、低礦物質、低纖維，所以是垃圾食品。當然也拿出一個醫學上的概念——升糖指數高。

① 升糖指數

升糖指數（Glycemic Index，GI）全稱為血糖生成指數，是測定吃了含碳水化合物食物之後血糖即時升高的指標。可以顯示，吃下某種食物後引起血糖上升速度的快慢。消化吸收很快的食物被稱為高升糖指數食物；消化吸收較慢的食物被稱為低升糖指數食物。GI 高的食物由於進入腸道後消化快、吸收好，葡萄糖能夠迅速進入血液，所以容易導致高血壓、高血糖等。

② 常用食物的升糖指數

含碳水化合物食物由於類型和結構不同有不一樣的升糖指數。通常把葡萄糖的 GI 定為 100。下面分三類列出 40 種常用食物的 GI。

1）高升糖指數食物（GI 70 以上）：上等白糖 109，糯米飯 98，黑砂糖 93，吐司 91，馬鈴薯 90，蜂蜜 88，饅頭 88，甜甜圈（糖冬甩）86，白米飯 84，麵條 82，奶油蛋糕 82，西瓜 80，餅乾 77，山芋 75，爆米花 72。

2）中升糖指數食物（GI 56 ～ 70）：粟米 70，牛角麵包 68，意大利麵 65，冰淇淋 65，南瓜 65，芋頭 64，燕麥片 63，香蕉 61，白米稀飯 57，糙米飯 56。

3）低升糖指數食物（GI 56 以下）：全麥麵包 50，煙肉 49，豬肉 45，雞肉 45，豌豆 45，可樂 43，橙汁 42，豆腐 42，鮮奶油 39，蘋果 36，果糖 30，脱脂牛奶 30，黑巧克力 22，咖啡 16，代糖 10。

③ 升糖指數的實用價值

1）幫助糖尿病的患者科學地選擇一些食物，避免或減少攝入升糖指數太高的食物。也可以把低升糖指數和高升糖指數的食物，混合起來進餐。同樣，為了預防疾病和養身，也可以採取類似的措施。

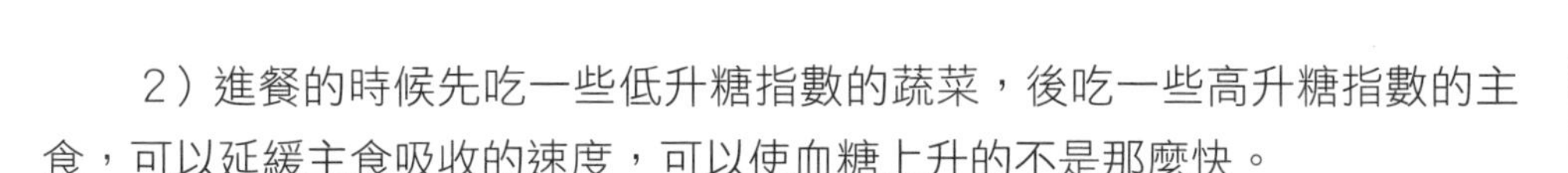

2）進餐的時候先吃一些低升糖指數的蔬菜，後吃一些高升糖指數的主食，可以延緩主食吸收的速度，可以使血糖上升的不是那麼快。

3）需要強調的是，所謂低 GI 生活，並不是說一點不吃高 GI 的食物；也不是低 GI 的食物想吃多少就吃多少。

4）碳水化合物對人體有好處，不一概排斥，只需要根據 GI，有所選擇。

5）正常人體自身調節血糖的能力較強。所以有節制地進食升糖指數高的食物，並不會影響到健康。

表中顯示，白米飯的升糖指數在主食類中還不算特別高。糯米飯 98、吐司 91、馬鈴薯 90、饅頭 88，它們是不是垃圾食品？「垃圾論」錯換概念，言過其實，攻其一點，不及其餘，以博眼球。相信讀者，弄懂醫學道理後，必定心知肚明。

此外，「垃圾論」還有一個孿生的論調「吃主食死得快」，說得更言過其實，不值再論。

3.「吃素、辟穀，有錢難買老來瘦」—— 只知其一 不知其二

現在生活條件好，一日三餐營養過頭，管不住嘴吃多了導致肥胖，確實容易增多「三高」等疾病風險。有些上了年紀稍微有點發福的長者因此節制飲食，刻意吃素或以辟穀來控制體重。

① 老來瘦？

長者應當吃得少些，有兩個醫學道理：老人體力活動減少，基礎代謝率比年輕人低 10 ～ 15%，因而對能量需求減少；長者體內脂肪組織增加，過剩的能量（不一定來自進食脂肪）容易轉化為脂肪。

但是不能說「長者吃得越少越好」。因為進入老年，機體出現蛋白質、維他命、礦物質等不足，營養必需補充，其主要途徑便是飲食。

② 吃素？

蔬菜水果對於健康的好處有理有據值得肯定。但是我們的祖先人猿是葷素兼食的，可以說人類有吃葷的基因。

步入老年階段，體內蛋白質的分解代謝越來越大於合成代謝。另外，破

壞的細胞和衰老的組織需要蛋白質修復。補充蛋白質對於長者非常重要。否則可能導致營養不良、免疫力低下。

人體蛋白質由 20 多種氨基酸組成，其中三分之一人體不能合成或合成不足，稱為必需氨基酸。它們必需由食物中的蛋白質供給，其中有些只存在於動物體內，植物中沒有。長期缺乏蛋白質或某種氨基酸，導致生理機能無法正常運轉，容易早衰和失智。

「長者最好只吃素」的説法不全面，有素有葷是健康的飲食原則。人類在進化過程中是葷素雜食的。

③ 辟穀？

辟穀源自道家養生中的「不食五穀」，是古人的一種養生方式。源於先秦，流行於唐朝。傳統的辟穀分為服氣辟穀和服藥辟穀兩種主要類型。服氣辟穀主要是通過調整氣息（呼吸）的方式來進行；服藥辟穀則在不吃主食（五穀）的同時，通過攝入其他輔食（堅果、中草藥等），對身體機能進行調節。

在科學的指導下進行辟穀，有利於身體的健康，其中科學原理仍在研究中。

辟穀的正確方法不容易做好，其功效不應過分誇大。

辟穀並非不吃不喝，也不是簡單地斷食。而且對於 70 歲以上的長者和有慢性病的人不合適辟穀。

老來瘦有益健康的概念已經為一些大樣本的醫學研究否定。均衡和健康飲食，對於長者是必需的。有些養身的方法不能只知其一不知其二，並不是放之四海皆準的。

4.「老人缺鈣，補鈣越多越好」——過猶不及　物極必反

走向老年，人體進入了負鈣平衡，鈣質吸收減少，排泄加大。長者因鈣的流失而造成缺鈣現象，發生骨質疏鬆，加速人體老化。

補鈣的觀念可謂深入人心，很多長者覺得鈣補得越多，吸收得越多，骨骼也就越強壯，於是大把大把地吃鈣片。

補鈣要注意適度，並非補得越多越好。營養師推薦，常規體重的長者每日需鈣量約為 1000 毫克。除了在飲食中獲得外，額外補充的鈣量為 500 毫

克上下。所以 60 歲以上長者，每天攝入 1000 毫克的鈣足夠了。

過量補鈣會影響到人體對鐵和鋅的吸收，還容易引起高鈣血症、腎結石等併發症。德國一項研究顯示，長期補鈣可能增加心臟病風險。

其實健康均衡的飲食可提供足夠的鈣，好的鈣源包括牛奶、乳製品、強化乳品、豆漿、綠葉蔬菜等。

曬太陽可以幫助人體獲得維他命 D，而維他命 D 可以幫助人體吸收鈣。運動可以增加骨密度、骨質量，預防骨質疏鬆，比如打太極拳、快走、慢跑等。

以下一些人比較容易缺鈣，建議到醫院測定骨密度，請醫生指導補鈣：70 歲以上長者；45 歲以上女士有骨量減少和關節症狀；吸煙、過度飲酒、缺體力活動；有脆性骨折史或家族史；有骨代謝疾病；第 3 和第 6 月的孕婦。

某種養身措施本身是正確的，但做過了頭，就走向反面，成事不足敗事有餘。

5.「一勺三七粉，渾身百病消」——靈丹妙藥　世間難尋

從全民關注靈芝、鐵皮楓斗、蟲草，到如今「一勺三七粉，渾身百病消」。人們尋找包治百病的靈丹妙藥的熱情沒有消停過。歷史上多少帝王熱衷於煉丹或服用「長生不老藥」，從秦始皇嬴政、漢武帝劉徹，到唐太宗、憲宗、穆宗、敬宗和晚唐的武宗、宣宗，及宋太宗、真宗、徽宗等多少皇帝。結果或中毒重病，或因此短命，或服丹身亡。嗚乎！秦皇漢武不懂科學，唐宗宋祖愚昧送命。歷史經驗值得注意，歷史悲劇不能重演。

現在仍有些人認為養生保健的關鍵是尋找靈丹妙藥，總想找一把鑰匙可以打開所有的鎖。百姓追求速成，媒體追求新聞，商業追求炒作，騙子追求金錢。為什麼打雞血、吃綠豆、吞泥鰍……會有千千萬萬民眾一哄而上？為什麼形形色色的保健品讓這麼多人膜拜追隨？

由於不用如藥品那樣作臨床試驗，保健品上市容易，品質也良莠不一。專家說，市面上 90% 以上的保健品作用都不大。由於專業知識的局限，老百姓對於是否有效的判斷主要來自不實廣告和推銷。

對於傳統中藥也如此。人們在靈丹妙藥的光環下看不到其副作用和毒性。三七的主要功效為化瘀止血，活血定痛。一般來說要有瘀血的情況下才可服用三七。如腦梗及其後遺症、腦出血恢復期、心肌梗死、心絞痛的患者

可用。用藥不對症也會出問題。長期服用三七粉可能引起不良反應，如有些人對三七過敏會出現過敏性藥疹、紫癜，甚至休克。

保治百病的靈丹妙藥世間難尋。養身從調適日常生活，一步步做起，不可能一蹴而就。

6.「上班久坐折壽」——以偏概全　張冠李戴

久坐不動不僅容易發胖，還增加心血管疾病和死亡風險，已經得到了越來越多的證據支持。

然而，所有的久坐都一樣危害嗎？最新發表一項研究，美國科學家對心臟疾病風險較高的 3500 多美國人進行長達 8 年多隨訪。

隨訪期間，發現在家久坐看電視多（> 4 小時 / 天）的人群比看電視少（< 2 小時 / 天）的人群發生心血管疾病事件或死亡的綜合風險增加 50%。

與此相反，在工作中始終久坐的人群與幾乎不坐或偶爾坐著的人群相比，風險並沒有顯著升高。

同樣久坐，在工作中人們會不時起身去開會、和同事交談、使用影印機等。而在看電視時，人們往往徹底放鬆，一坐很長時間，直到睡覺，甚至看電視時吃下不少不健康零食。

有的養身經驗和結論只是適合特定的狀況（對象、時間、地方），不能以偏概全，也不能想當然地舉一反三。

7.「夏季運動流大汗不喝水才能減肥」——貌似有理　卻不科學

減肥者有一條經驗：夏季運動必須流大汗，且儘量不補充水分，只有這樣才能大大提高減肥效果。其「科學」根據是肥胖者脂肪多，水份也多。

然而「科學」道理錯了，事實恰好相反：每個人體內水份（體液）量的差異，主要取決於體內脂肪的含量，因為脂肪含水較少。也就是說，胖子比瘦子」更不能耐受水分喪失。這樣，大熱天運動時，肥胖者出汗多，就應補充更多的水分。

人在運動時，汗液中 98% 是水，另外含有鈉、氯、鉀等電解質和少量尿素、乳酸等非電解質。大量出汗所損失的主要是水和電解質，出汗後應適

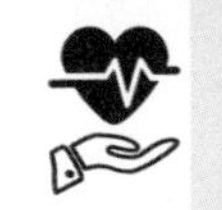

當補充，否則身體會出現脫水，引起體內各器官功能和代謝的紊亂。

但補充水分的方法有講究，科學的做法為少量多次補充水分和電解質。怎麼能「儘量不補充水分」呢？

有些養身的謬見似乎有理有據，其實不科學不真實。

8.「冬練三九，夏練三伏」？—— 千年古訓　並非真理

老祖宗說「冬練三九，夏練三伏」，意思是，在一年中最冷和最熱的時候鍛煉，不僅健體，還能增強對寒冷、炎熱等極端天氣的適應能力和堅強意志。長久來不少健身者謹遵古訓，堅持寒冬酷暑鍛煉。精神可嘉，但這樣做科學嗎？

三九天寒冷刺激引起交感神經興奮和周圍血管收縮，使血壓升高，而加重心臟負荷。寒冷還導致腎上腺素等分泌增加及血管痙攣收縮，誘發心絞痛甚至心梗。體內缺水，使血液黏稠度升高，易發血栓。

三伏天體溫升高，因皮下血流量增加，回心臟血流量增多，心臟負擔加重。體溫升高使交感神經興奮性提高，導致心率加快，進一步加重心臟負擔。出汗較多，使血液黏稠度升高，易形成血栓，還會導致電解質紊亂，從而引發心律失常。

如上所述，三九和三伏極端天氣對心腦血管系統本來就造成很大負擔，如果冬練夏練再火上澆油，當然會有很大風險。

雖是流傳已久的健身格言，也並非絕對真理。對於養身，要與時俱進，隨著科學和醫學的進展，不斷調整我們的想法和做法。

9.「哄寶寶睡覺，搖呀搖」—— 傳統老法　常常出錯

寶寶的頭部如果被過度搖晃或轉動，會使得顱內腦組織和顱骨產生不同方向的運動，而發生相互碰撞。搖搖寶寶，哄他睡覺，這樣的傳統老辦法和養護舊習俗，現在還在不少家庭進行。有些人並不知道有腦部傷害的風險。

正確看護寶寶要輕抱輕放，不搖少搖。在寶寶的頸部可自行挺直之前，如果直抱，務必以手掌托住其頸部。那樣做在於保護寶寶稚嫩的腦部和頸椎。

流傳至今一些有關養身、養護的傳統老法，也常出錯。應當根據所學的

醫學知識，具體分析，不能全盤接受。下面再舉二例。

「流鼻血要仰頭」？流鼻血時仰頭，血液沿著後鼻孔，反流到口腔。兒童還會嗆入氣管，有風險。同時血液吞入胃中，反而搞不清出血多少，耽誤及時處理。

科學的做法是：保持頭部正常直立或稍向前傾，先看一看出血的量和色，隨後用食指和拇指捏緊鼻翼一、二分鐘（用嘴呼吸）。鼻出血大多發生在鼻和鼻中隔黏膜上，如此壓迫止血有效。

「卡魚刺快喝醋或嚥飯」？醋的酸性起不到軟化魚刺的效果，醋喝進去很快從食道流入胃，魚刺也沾不到多少。至於嚥飯，反使魚刺卡得更深。如果魚刺卡在食道上，嚥飯甚至可能導致食道劃破。

科學的做法是：張大嘴巴，用筷子壓住舌頭，用手電筒照亮仔細看看口腔和咽喉部，如果看得見（卡住的大部分魚刺卡在喉嚨），可以用鑷子拔出來。如果看不到，有可能在深部，最好及時就醫。

10.「吸煙有益，可以抗癌」—— 無事生非　編織謠言

近期流傳題為《抽煙居然能防癌！科學研究再次刷新世界觀》、《你還想戒煙嗎？戒煙的人都哭了》的網文。文稱：2019 年 3 月發佈最新研究顯示，尼古丁是癌症剋星。煙草燃燒過程中的非飽和狀態尼古丁，具有抗癌活性。一下子顛覆了醫學科學長期研究對於「吸煙（一手、二手、三手）是許多疾病的高危因素或致病因素」的結論。

為了印證「尼古丁是癌症剋星」的觀點，網文給出了三個所謂的「證據」，最終證明全是謊言：所謂在東京的「發佈會」子虛烏有，所謂「合作研究的單位」根本不存在，附有的「快樂吸煙的百歲老人」的照片是偽造的。

類似大大小小的謊言、謠言不勝枚舉，是誤導大眾養身走偏方向、做錯方法，甚至傷身害體的罪魁禍首之一。

在《知人體真相》「3-04 作主健康的必由路」中說到，如何識別謠言的辦法是：科學不誇大，科學不謀利。養生資訊的來源要有可信度（有權威）、責任心（有監督）和合理性（有前因後果有來龍去脈）上的優勢。

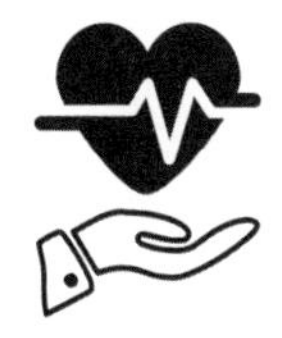

讀後提要

- 大道至簡，簡單化應是當今養生虛熱的一帖清醒藥，力求最簡單，以少變應萬變是養身的一個真相。
- 被譽為養生專家的院士，其養生之道只是長期保持行之有效的生活模式；除樂觀開朗之外，百歲老人居然找不到共同的長壽經驗。
- 均衡好自己的每日幾餐，調適好入口的平常食品，世衛組織的五項原則可作參考：食物多樣化，控鹽，控油，限糖，限酒。
- 一份每日膳食的基本菜單，使用十個網球計量原則，簡單、方便、易操作：肉類不超過一個網球，主食兩個網球，水果三個網球；蔬菜四個網球；另加四個一：一個雞蛋、一斤牛奶、一小把堅果、一塊撲克牌大小豆腐。
- 衣食住行、吃喝拉撒那些日常生活習慣，是不是健康？如果自己原來那套行之有效，身體健康，也可以不調或微調，不必強求。
- 低頭族成形，帶來健康、安全隱患，頸椎、眼睛、臉頰、腦、背等多處受到威脅，虛擬世界不迷路，努力用好網絡手機這把雙刃劍。
- 十例有代表性的「健康經典」或「養身高見」，被醫學常識和現實生活否定，錯誤和謬見涉及了日常生活方方面面，弄清受惑或受害的認識歧路，進一步知曉益壽真相。

本冊結語

生命有長度、寬度和高度

延年益壽，期待長命百歲，但不單命長百歲。本冊解讀益壽的秘笈，重在生命的優化。

真健康百課系列《知人體真相》那冊的「1-03　壽福樂盡享三色人生」中敘述了：人生三要素包括健康的機體、幸福的生活、快樂的心境。健康是一種生命狀態，幸福是一種生活過程，快樂是一種心靈感受。

本冊從順天、自衛、悟靈、修心、養身五個益壽的主要視角，審視和求索生命三個維度，策劃並丈量其長度、寬度和高度：

生命的長度，生命結果，即壽命長短，身體健康為保證；

生命的寬度，生命過程，即生活價值，生活幸福是指標；

生命的高度，心靈感受，即人生境界，超越自我成「神仙」。

法國著名文學家托馬斯・布朗爵士（Sir Thomas Browne）有這樣一段富有哲理的名言：「你無法延長生命的長度，卻可以把握它的寬度；無法預知生命的外延，卻可以豐富它的內涵；無法把握生命的量，卻可以提升它的質。」

唐朝詩人杜甫在《曲江》一詩中有「人生七十古來稀」之句，古代社會七十歲已算稀有高壽。時間老人對於每個人都是公平的，富貴也好貧賤也罷，總歸要順從那個自然規律。神龜雖壽，猶有竟時。騰蛇乘霧，終為土灰。

儘管如此，真正懂得養生之道，順依自然規律的天道，做好以自衛為中心的人道，把養護生命落實到悟靈、修心、養身，那麼延長壽命，拉長生命的長度是做得到的。世衛組織已經把老年的定義延後到 75 歲。

但不能樂觀其成。怎樣才能使得早早開始老化的器官，可以勝任不斷增長的壽命？怎樣善用已經超期使用的身體，避免折壽減壽？

人體好像一架複合的機器，由系統和器官這樣一件件重要零件組成。避免損傷，好好養護，善用零件，延長器官使用限期，是益壽養生的基本任務之一。

在杜甫的《曲江》中還有幾段：細推物理須行樂，何用浮名絆此身。傳語風光共流轉，暫時相賞莫相違。意思是：細細想來，還是應該及時行樂，人生何必為浮名所累。我要與春光一同流轉，須得片刻欣賞，莫誤時機。

無論何種人生景況，酸、甜、苦、辣、鹹，嘗遍人生百味，閱盡世態炎涼。生命的意義在於過程而不在於結果，在於幸福享用好這短暫過程中每一種生活。幸福充溢在滿懷理想、充滿希望地向目標邁進的過程之中，而不在乎到達終點後留下平庸還是輝煌。在人生的征程上，不管你是否留下痕跡，只要你真真切切、踏踏實實地走過，那就是有價值的幸福生活。

懂得時日寶貴，人生只有現在時。珍惜並享受現在生活，活在此時，活在此地。接受無法改變的，改善可以改變的。人生一切東西不可能無限，都只有現時的使用權而已，談不上所有權。不必太執著於擁有多少，而應當看重怎樣行使你的使用權，並在使用中享受、分享、共用。

孔子說：「登東山而小魯，登泰山而小天下。」生命的高度標誌著一個人觀察的視角多廣，領悟的層次多高。生命境界的高，在於生命價值和意義的大。而生命意義的大，在於貢獻的多，而不是取得的多。這就是生命的高度。

領悟和悟靈的核心為：吾日三省。由此發現自己、改變自己、戰勝自己。靈性昇華的三層境界：登高、求索、頓悟，也是人生不斷逾越的階梯。提升生命的高度有下中上三個層次：守住法律與道德的規矩不做「魔」；摸住誠信與感恩的良心才是人；提升三觀超越自己能成「仙」。

養命和益壽的真相是：優化生命。五個養生之道為生命的三維空間提供正向能量。

順從天人合一而養生，我命在天。

通過自我努力而益壽，我命在我。

延長生命的長度，拓寬生命的寬度，提升生命的高度。生命的真正意義常常在於它的寬度和高度。

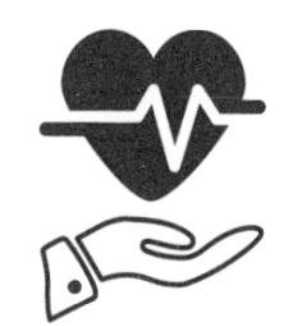

知益壽真相

作者
陳松鶴

編輯
吳春暉

美術設計
Chan Chui Yin

排版
劉葉青

出版者
萬里機構出版有限公司
香港鰂魚涌英皇道1065號東達中心1305室
電話：2564 7511
傳真：2565 5539
電郵：info@wanlibk.com
網址：http://www.wanlibk.com
http://www.facebook.com/wanlibk

發行者
香港聯合書刊物流有限公司
香港新界大埔汀麗路 36 號
中華商務印刷大廈 3 字樓
電話：2150 2100
傳真：2407 3062
電郵：info@suplogistics.com.hk

承印者
中華商務彩色印刷有限公司
香港新界大埔汀麗路 36 號

出版日期
二零一九年十月第一次印刷

ISBN 978-962-14-7041-6